この本は、こんな

料理は苦手。どんな食事を作ればいいのかわからない…

▼うつ病の改善・予防には、バランスのよい食事が大切です。本書のレシピは、簡単でおいしく、栄養を補えるものばかり。きっと毎日の献立づくりに役立ちます。調理のコツなどのアドバイスも参考にしてください。

病気から回復しゆくゆくは職場復帰をめざしたい

▼職場復帰のためには、規則正しい生活リズムを確立させることが肝心です。私たちが実践しているデイケアプログラム（→Ｐ20～）や、栄養指導で症状が改善した例（→Ｐ22～）も参考になるでしょう。

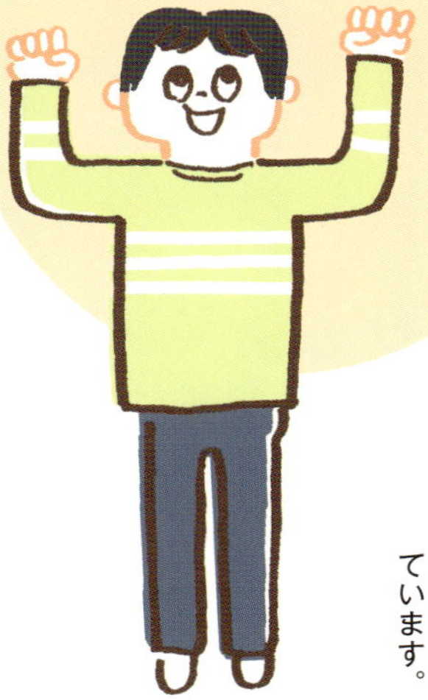

やる気が出ない、食欲がわかない…

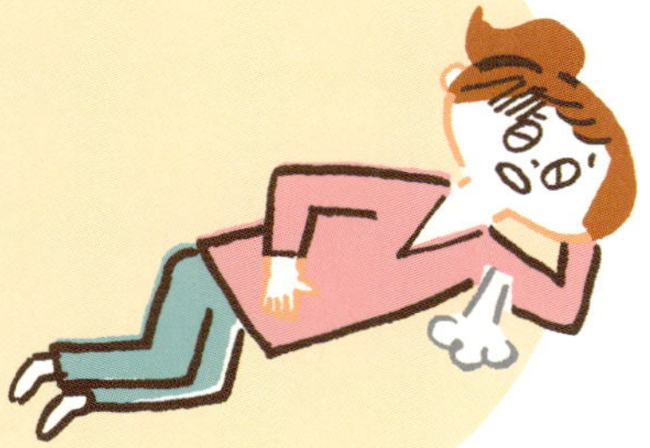

▼症状が重く、料理をする気になれない・なにを食べればいいかわからない、ということもあるでしょう。そんなときに知っておくと安心な、手軽な調理法でもきちんがとれるレシピや、外食メニューの選び方もています。

病のひとつに位置づけられました。２０１４年６月には職場でストレスチェックを行うことを義務化する法律も制定され、これからの社会では、ふだんからうつ病にならないようチェックし、活気のある生活を続けられるように心がけていくことが求められています。

近年の研究で、食生活習慣や栄養のバランス異常がうつ病のリスクと関連することや、食生活習慣の改善や食品を用いた補充療法が、うつ病改善に効果があることがわかってきました。本書では、そうした科学的根拠に基づいて、うつ病の治療や予防に役立つ食生活習慣・栄養面での注意点などを、具体的なレシピとともに紹介しています。また、病気のことを理解するためのQ&Aや症状改善のために大切なポイントも解説します。

この本が、うつ病に悩むみなさんのお役に立つことを願っています。

国立精神・神経医療研究センター
神経研究所 疾病研究第三部部長
功刀浩

目次

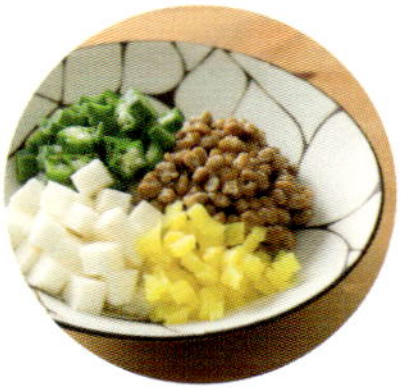

第3章 食欲がない・作るのが面倒なとき…

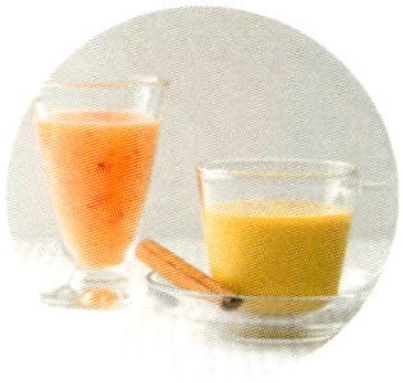

第4章 うつ病の症状を改善する おかず集

column

本書の使い方

レシピについて

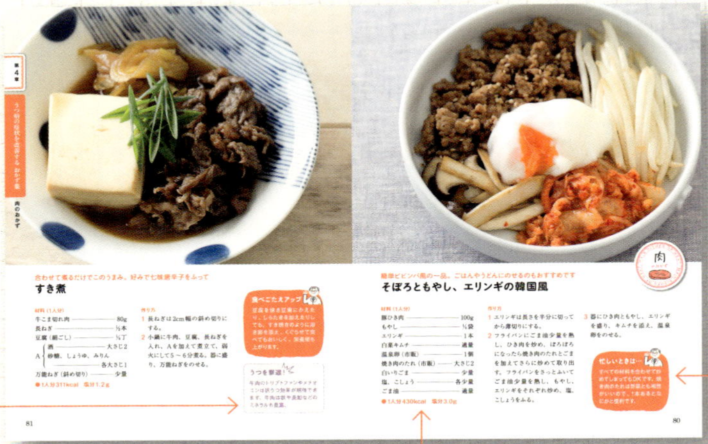

うつ病の症状改善・予防に効果がある栄養素について解説しています

レシピのアレンジ方法や材料の代替案、調理のコツなどを紹介しています

1人分のエネルギー、塩分を紹介しています（詳しくは下記参照）

- 食品（肉、魚介、野菜、くだものなど）の重量は、特に表記のない場合は、すべて正味重量です。正味重量とは、皮、骨、殻、芯、種など、食べない部分を除いた重量のことです。
- 材料の計量は、標準計量カップ・スプーンを使用しました。大さじ1＝15㎖、小さじ1＝5㎖、1カップ＝200㎖です。
- フライパンはフッ素樹脂加工のものを使用しました。
- 電子レンジは500Wのものを使用しました。加熱時間は目安です。お使いの電子レンジのW数がこれより小さい場合は加熱時間を長めに、大きい場合は短めにしてください。また、機種や使用年数によって多少の差が出ますので、様子を見ながら加減してください。
- 調味料は特に表記のない場合は、塩＝精製塩、砂糖＝上白糖、酢＝穀物酢、しょうゆ＝濃い口しょうゆ、みそ＝淡色辛みそを使用しています。
- だし汁は特に記載のない限り、昆布やカツオ節でとったものを使用しています。市販のだしの素を使用する場合は、パッケージの表示通りに薄めてお使いください。
- 油はサラダ油のほか、オリーブオイルや、ココナッツオイルなど中鎖脂肪酸を多く含む油を使用するのもおすすめです。

そのほかの表記について

脂質と脂肪

「脂質」と「脂肪」に明確な違いはありませんが、「脂肪」は食べ物に含まれる中性脂肪を、「脂質」は中性脂肪にコレステロールなどを含めたものを指す場合が多くみられます。本書では、栄養素を表す場合は「脂質」とし、「低脂肪」「高脂肪」「乳脂肪」など一般的によく耳にする言葉には「脂肪」を用いています。

エネルギーとカロリー

エネルギーの量を表す単位がカロリー（cal）。1ℓの水を1℃上げるのに必要なエネルギー量が1kcalです。本書では、基本的にエネルギーを表す場合は「エネルギー」「エネルギー量」と表記していますが、「低カロリー」「高カロリー」など一般的によく耳にする言葉には「カロリー」を用いています。

塩分とは

「塩分」とは食塩相当量のこと。本書でも「塩分量」として表記されている重量は、食塩相当量です。これは、食品に含まれるナトリウム量を合算した価に2.54を掛けたもの。たとえばナトリウム量2.2gの食品の塩分量は、2.2×2.54＝5.588g≒5.6gとなります。

第1章

うつ病治療の基礎知識

うつ病と診断されたものの、日々の生活で
どのようなことに注意すればいいのか
よくわからない、という方も多いでしょう。
うつ病の治療と向き合うために
大切なポイントをわかりやすく解説します。

病気のことを知ろう 1

「うつ病」ってなに？

― 主な症状と診断 ―

憂うつな気分が2週間以上続いたら要注意

うつ病は、憂うつな気分が毎日続き、ものごとへの興味や喜びを感じられなくなる病気です。持続的なストレスを誘因として発症する例が多く、食欲や睡眠のような人間に備わっている基本的な本能も障害され、「食欲がわかない」「ぐっすり眠れない」といったつらい症状を伴います。性欲も低下することがしばしばです。食欲が低下すると体重は減りますが、逆に食欲が増して過食になったり、体重が増えたりする場合もあります。頭や体にブレーキがかかったかのように、思考力や動作が遅くなるのが特徴ですが、不安が強いタイプでは落ち着かず、じっとしていられない、という場合もあります。気力がわかず、なにをしても疲れやすくなり、新聞や雑誌、テレビを見なくなることもよくあります。家事や仕事でも集中力や能率が低下し、主婦の方だと料理の献立が思い浮かばなくなる、というのが典型的な訴えのひとつです。仕事ができなくなり、そのせいで自分を責めるようになる場合も少なくありません。「いっそ死にたい」と真剣に訴える患者さんも多く、実際に自殺を遂げてしまうケースもあります。

発症の診断が難しい病気 早めの気づきと受診が肝心

このようにうつ病は、仕事や家事が

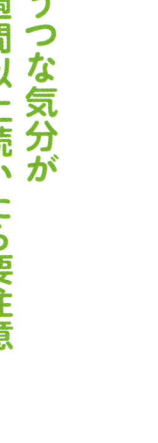

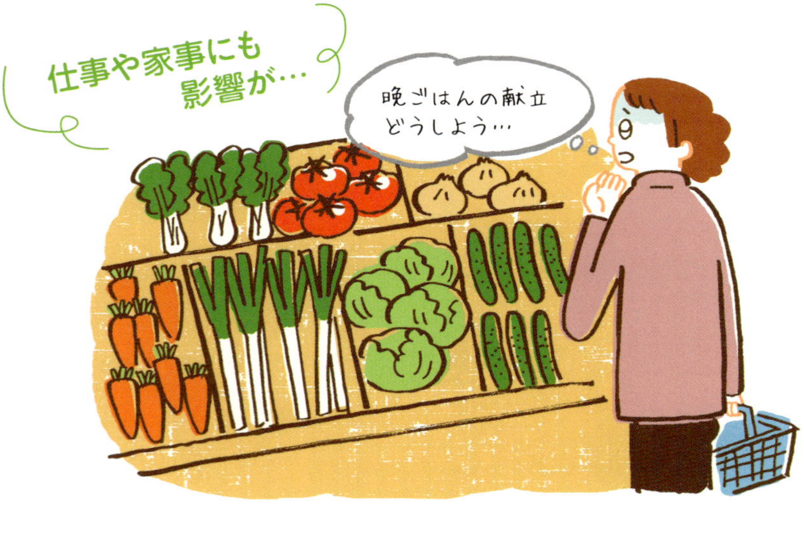
仕事や家事にも影響が…
晩ごはんの献立どうしよう…

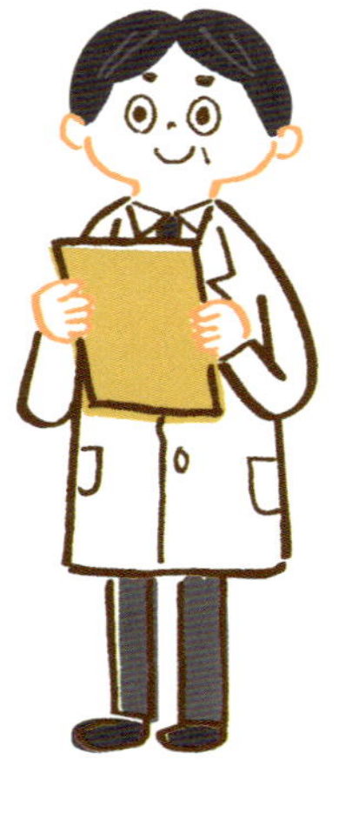

できなくなるなどの社会的機能が低下するだけでなく、最悪の場合、自殺という悲劇につながる深刻な病気です。しかしうつ病は、原則として必ず治る病気です。本人や周囲が早めにうつ病のサインをキャッチし、負担になっているストレスを減らし、食事や睡眠などの生活習慣を見直すことが大切です。ただし「大《だい》うつ病」の診断基準を満たす場合（→詳しくはページ下のチェックリスト参照）には、早めに専門医にかかり、適切な治療をスタートさせる必要があります。

生きていると、いろいろといやなことにも出くわすでしょう。そういうとき、誰でも憂うつになり、沈んだ気分になります。しかし、たとえなにかいやなことがあっても、ほかにいいことがあれば、気がまぎれたり、持ち直したりするのが健康な状態です。けれども、典型的なうつ病になると、一日中ずっと憂うつな気分になり、なにかいいことがあっても気持ちが晴れなくなってしまいます。

うつ病の診断は、現状では、ページ下のチェックリストにあるような症状を問診によって聴きとることしかありません。血液検査や脳の画像で診断できればよいのですが、そのような客観的な診断法は今のところなく、診察の経験豊富な専門医を受診する必要があります。専門医とは、神経科、精神科、心療内科、メンタルヘルス科などの医師です。科名が似ていますが「神経内科」は通常、うつ病の治療は行っていません。

うつ病危険度チェックリスト

A	1	毎日、一日中、気分が沈んでいる。	□はい　□いいえ
A	2	なにに対しても楽しめなくて、興味がわかない。	□はい　□いいえ
B	3	食欲がない。もしくは体重が減った。	□はい　□いいえ
B	4	寝つけない。夜中や朝方に目が覚めたりする。	□はい　□いいえ
B	5	話し方や動作が遅くなった。もしくは、イライラしたり落ち着きがない。	□はい　□いいえ
B	6	気力がなく、疲れやすい。	□はい　□いいえ
B	7	仕事や家事などに集中できない。	□はい　□いいえ
B	8	「自分には価値がない」とか「○○に対して申し訳ない」と感じる。	□はい　□いいえ
B	9	この世から消えてしまいたいとか死にたいと考える。	□はい　□いいえ

▼

Aのどちらかが当てはまり、AとBを合わせて5項目以上当てはまる、それが2週間以上続いており、本人が強い苦痛を感じていたり、社会的な機能が障害されていたりする場合は「大うつ病」（専門的治療を受けたほうがいい典型的なうつ病）と診断されます。

いくつか項目が当てはまる場合は注意が必要です。症状が少ないうちから、重症化しないように、生活環境や食事を含めた生活習慣を見直しましょう。

食事で「うつ」は治るのか？

―食生活の見直しがカギ―

ここ十数年で研究が進んだ うつ病と食事・栄養との関係

　うつ病がストレスを誘因として発症する病気だということは、すでに広く知られています。ストレスをコントロールする脳の中枢は視床下部というところにありますが、この脳領域は食欲をコントロールする中枢でもあるのです。それを考えると、「医食同源」という言葉を持ち出すまでもなく、うつ病などの精神疾患に食生活や栄養が大きく関係するのも、もっともなことといえそうです。

　けれども、うつ病などの精神疾患と食事との関係は、これまであまり重要視されてきませんでした。病院でも、症状のひとつとして食欲の低下や亢進《こうしん》（たかぶること）があるかを問診するくらいで、それ以上に踏み込んだ栄養学的アプローチは行われていません。これには2つの理由があるのではないかと考えられます。

栄養素の不足は 飽食の時代だからこその問題

　ひとつは、「うつ病はこころの病気だから、食物などの物質的な問題ではなく、もっと精神的な問題で起きているはずだ」という考え方です。しかし、私たちは食物を摂取することによって生命を維持し、活動しています。こころの働きや脳の活動も、当然食物によって生じているのですから、食事とうつ病は無関係なはずがないのです。

　もうひとつは、「この飽食の時代に栄養が不足することなどあり得ない」という考え方です。現代の日本では食料があり余っていて、年間に消費する食料9100万tのうち、約2割を廃棄しているほどです。しかし、おいしいものをいくらでも食べられる時代になり、食の西洋化・製品化が進むにつれ、食物繊維やn-3系多価不飽和脂肪酸、ポリフェノール、一部のビタミンやミネラルなど、魚や野菜を中心とした伝統的な食事からは自然にとれていた栄養素が不足しがちになっているのも事実です。実際、うつ病の患者さんにはいくつかの栄養素が不足しがちなこともわかっています（→P16参

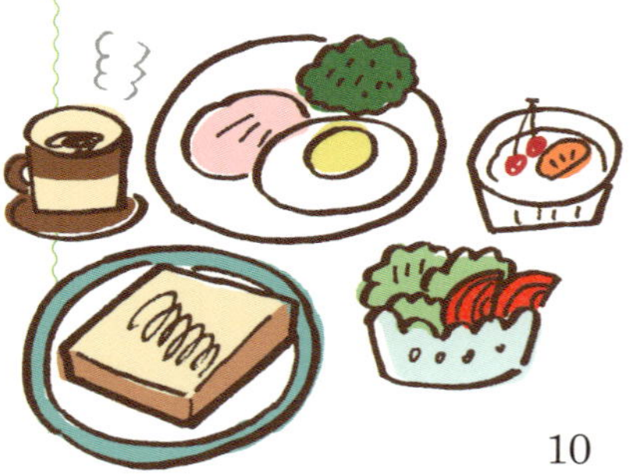

自分の食生活を見直してみよう

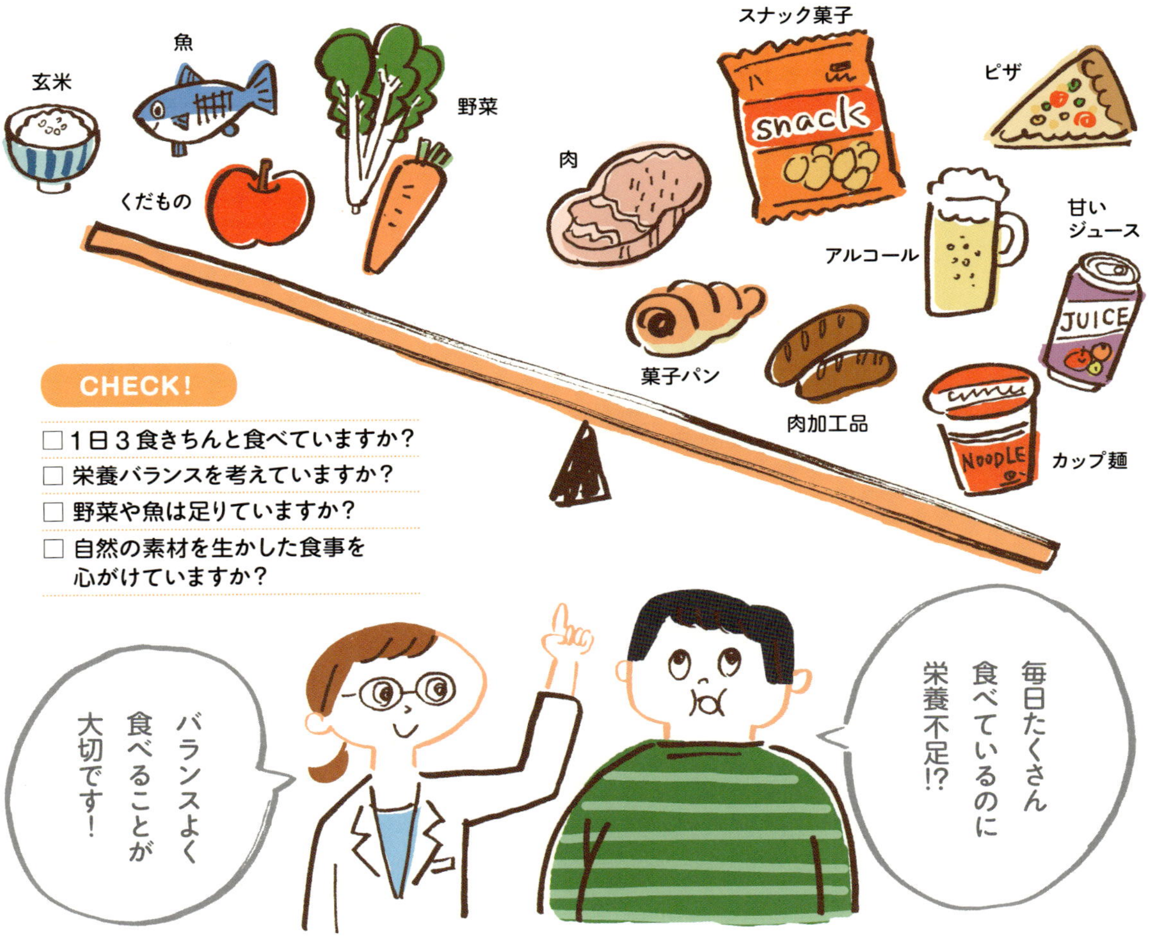

CHECK!

- □ 1日3食きちんと食べていますか？
- □ 栄養バランスを考えていますか？
- □ 野菜や魚は足りていますか？
- □ 自然の素材を生かした食事を心がけていますか？

照）。また、食物の過剰摂取・エネルギー過剰による生活習慣病も大きな問題です。糖尿病やメタボリック症候群などは、うつ病のリスクを高めます。

研究が進む栄養療法　海外では実践されつつある

ここ十数年で、徐々に精神疾患の栄養学的側面に注目した研究成果が蓄積されてきて、海外では医療の現場でも実践されつつあります。うつ病に関する治療ガイドラインでも、薬物療法や精神療法のほかに生活指導の一環として取り入れられてきており、サプリメントによる「補完代替療法」（通常医療を補ったり、またはそのかわりに行われる療法のこと。自然医療や民間医療、健康食品などのさまざまな療法を含む）の有用性についても記載されるようになってきています。

今後は、うつ病においても、高血圧や糖尿病といった生活習慣病と同様、食事を改善したり、栄養指導を行ったりすることが薬物療法などと並んで重要になると考えられています。「食生活の見直し」はひとつの重要なカギになるといえるでしょう。

病気のことを知ろう ③

大切なのは生活リズム

〝隠れストレス〟に要注意！

便利さがもたらす現代のストレス

最近、一日中スマホを手放せず、メールやメッセージアプリに拘束されて自由な時間が持てない〝メディア拘束ストレス〟（筆者の造語）を感じている人が増えています。産業や文明が発達した現代社会で、こうした〝隠れストレス〟となっているのは、皮肉なことに人が便利さを追求して――つまりストレスを軽減させようとして――得たものに起因しているといえます。

代表的な例として、

①必要以上に食料が入手できるようになったことからくる過食・肥満の問題。また、味や保存性を高めるために食品を加工・製品化することで、本来の栄養バランスが失われている。

②照明や電化製品の発達によって、24時間の活動が可能になった反面、夜型生活者が増え、睡眠～覚醒リズムの乱れや異常をきたしやすくなった。

③車社会の発達や産業の機械化によって、生活の上で身体を動かす必要性が減った反面、身体活動や運動が不足している人が非常に増えた。

④映像技術の発達によって、テレビ、ビデオ、ゲームなどがいくらでも楽しめるようになった反面、ゲーム依存やインターネット依存といった心身の健康をおびやかす問題が生じている。

…などが挙げられます。

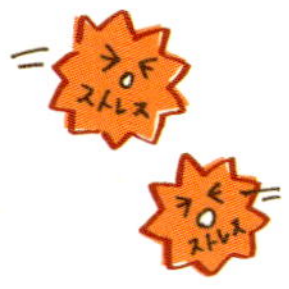

生活リズムをととのえるカギは「朝ごはん」にあり！

こうした隠れストレスを避けることは、うつ病の症状改善や予防の重要なポイントです。というのも、①～④のいずれもうつ病のリスクを高めることがわかっているからです。心がけたいのは、できるだけ規則的な生活を送り、特に朝ごはんをきちんと食べること。

朝食をきちんととる習慣のある人は、とらない人に比べて学業成績がよい傾向にありますが、うつ病のリスクが低いことも知られています。これは世界のあらゆる地域・文化で確認されています。たとえばインドの青年１８１４人を対象とした調査では、朝食をとる

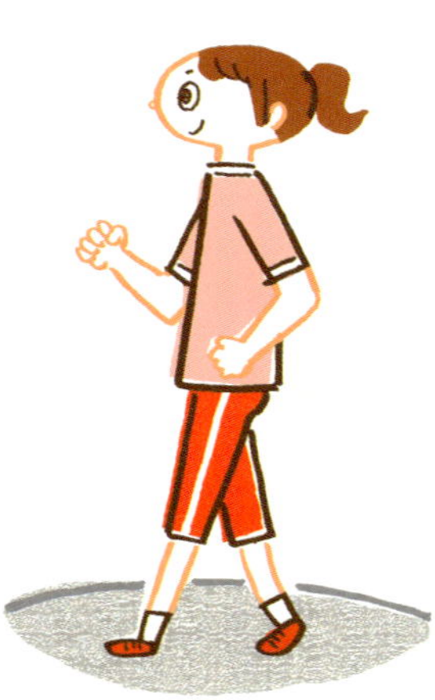

規則正しい生活がうつ病改善の近道

理想の朝ごはん ＊詳しくはP26へ！

【主食】…玄米ごはんなど、食物繊維や栄養素の豊富な全粒穀物。量は控えめに
【おかず】…たっぷりの野菜
＋充分なたんぱく質（卵、大豆製品、肉、魚）
【汁もの】…野菜、海藻、きのこなど具だくさんのみそ汁やスープ
＋ヨーグルトなど乳製品
＋緑茶やコーヒー

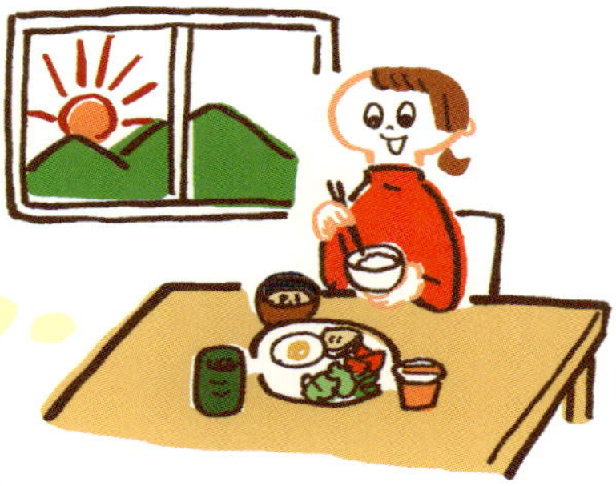

早起きをしてきちんと朝食を！

毎朝、太陽の光を浴び、朝ごはんを規則正しくとることで、体内時計がリセットされます。一日のはじめにしっかりエネルギーを補充しましょう。

朝

昼

夜

晩ごはんは軽めにし早寝の習慣を

晩ごはんは軽めに。日中にしっかりと身体を動かしておくことで、早寝の習慣につながります。夜間にぐっすりと充分な睡眠をとりましょう。

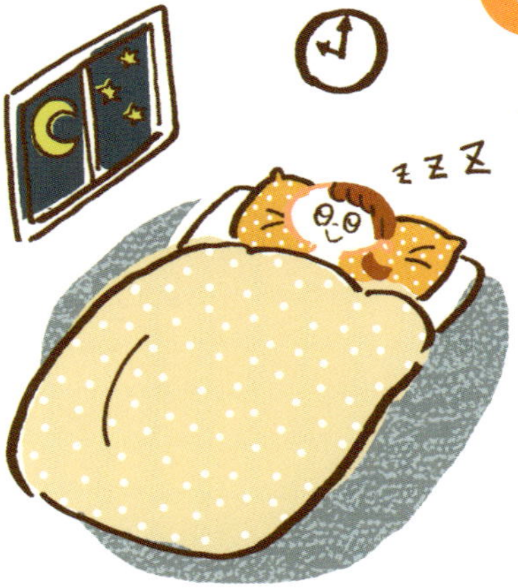

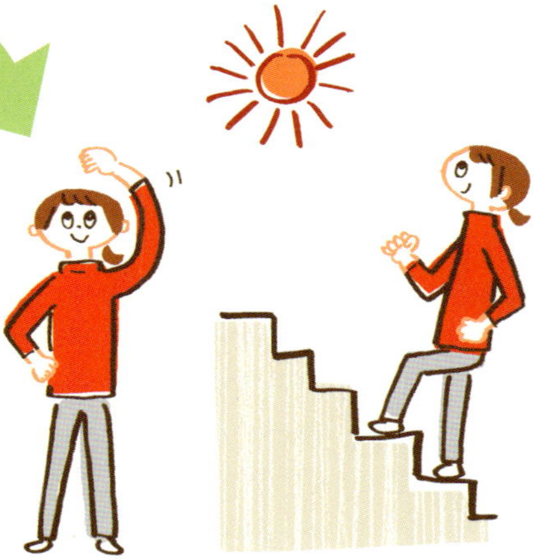

身体をしっかり動かして

可能なら車ではなく電車を利用する、駅ではエスカレーターではなく階段を使うなど、運動は身近なところから始めるのがおすすめです。週末は、できれば自然の中で新鮮な空気を吸いましょう。

人は野菜・くだもの・乳製品の摂取が増え、肥満のリスクが減り、運動習慣を持つ人が多く、勉強時間も増え、うつ病症状が少ないという結果が報告されています。

　どのような朝ごはんを食べたらよいかは、上の図とP26で詳しく紹介しています。毎日朝ごはんを作るのは大変ですが、栄養を充分にとることで身体のスイッチが入り、日中の活動量が上がって、一日が充実したものになります。これは、晩ごはんに力を入れるより得策です。

　朝食をおいしく食べるためには、生活習慣を正すことも大切です。インターネットやゲームに夢中になって夜ふかしをしたり、その間にラーメンなどの夜食を食べたりしていませんか？　それでは早起きできず、起きてもおなかがすかず、きちんとした朝食をとることができません。早寝・早起きと規則正しい生活を送ることが、朝食をおいしく食べるためには欠かせない条件です。早寝・早起きをするためには、日中に充分な身体活動や運動をするとよいことは、いうまでもありません。

病気のことを知ろう 4

摂取エネルギー量に注意

―病気の併発や悪化を防ごう―

うつ病と双方向の関係にある病気に注意

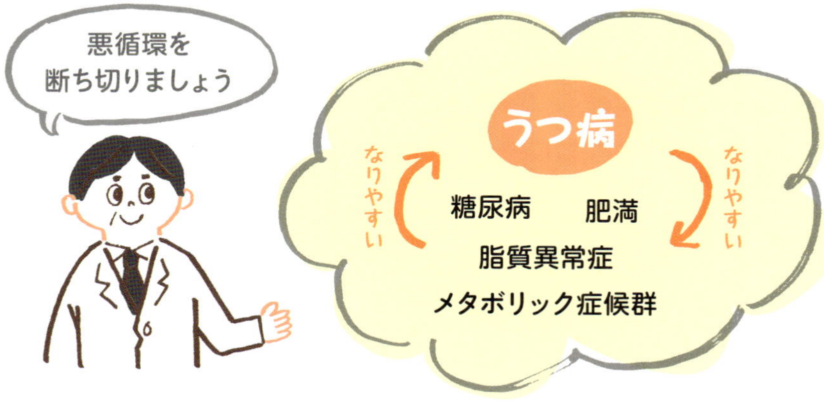
悪循環を断ち切りましょう
うつ病
なりやすい
なりやすい
糖尿病
肥満
脂質異常症
メタボリック症候群

うつ病と肥満やメタボ、糖尿病には双方向の関係が

うつ病の、特に初期には食欲低下を引き起こすことが多いため、うつ病の人は健康な人よりもやせているイメージがあるかもしれませんが、実際はそうでもありません。やせている人もいますが、どちらかといえば肥満傾向の人のほうが多いのです。うつ病は、肥満、メタボリック症候群など、エネルギーの過剰摂取によって引き起こされる病気と双方向の関連があると指摘されています。肥満やメタボリック症候群はうつ病のリスクを1.5倍に高め、逆に、うつ病は肥満やメタボリック症候群の発症リスクを1.5倍に高めるとされています。

糖尿病とうつ病の関係についても同様で、うつ病患者には糖の代謝異常（耐糖能異常）を示す人が健康な人よりも多いことがわかっています。逆に、日本の糖尿病患者を対象にした調査では、129人の外来患者のうち36.4%がうつ病の症状を持っていたという報告があります。また、うつ病の人には中性脂肪高値や善玉コレステロール低値など脂質異常症も頻繁にみられます。

早期の発見と治療で病気の併発を防ぐ

肥満、メタボリック症候群、糖尿病などの代謝異常症では、体内の組織に慢性的な軽度の炎症があり、「炎症性

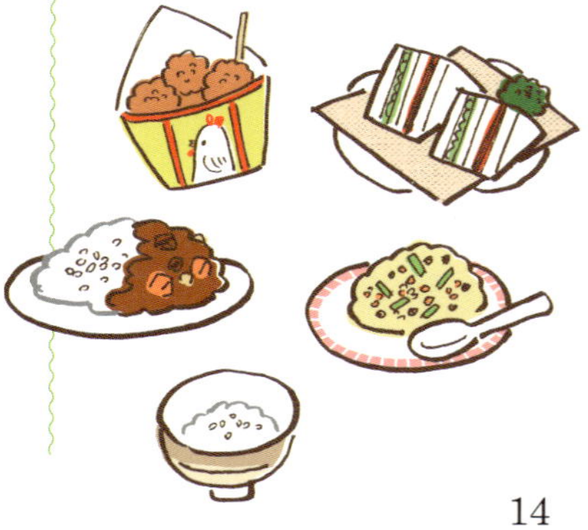

サイトカイン」とか「アディポカイン」と呼ばれる物質が血液や脳の中で増加します。それがうつ病発症のリスクを高めているのではないかと考えられるようになってきています。これらの物質は耐糖能異常も引き起こし、血糖を下げるホルモンであるインスリンの機能を低下させます。インスリンは脳でのエネルギー摂取に一部関与しているほか、神経細胞の機能を高めたり保護したりする作用を持つため、機能が低下すると脳機能に悪影響を及ぼすこともわかってきました。肥満、メタボリック症候群、糖尿病を治療すると、うつ病の症状も改善する患者さんが少なくありません。早期の発見と適切な治療を受けることが、病気の併発という悪循環を断ち切るためにも大切です。

自分に必要な食事の量を知ろう

日本では、うつ病治療の原則として「休息」するように言われますが、それは決して寝ていたほうがいい、ということではありません（→P95参照）。寝てばかりいるとエネルギー消費量が低下し、肥満、メタボリック症候群、そして糖尿病にまでなってしまうケースもあります。そうなるとうつ病も治りにくくなるので、注意が必要です。

食生活では、自分の適量を知り、エネルギーをとりすぎないように心がけましょう。特に、たんぱく質・脂質・炭水化物の適切なバランスを保つようにしたいもの。ごはんなどの主食は軽めにするのがポイントです。

自分に必要なエネルギー量を知ろう

あなたの1日のエネルギー摂取量の目安は？

身長 ［　　］m × 身長 ［　　］m × 22 × 身体活動量 ［　　］kcal ＝ ［　　］kcal／日

［ 身体活動量 ］

区分	軽め	普通	重め
職種	デスクワークが多い職業、主婦	立ち仕事や外回りが多い職業	力仕事が多い職業
身体活動量	25～30 kcal	30～35 kcal	35～40 kcal

例 ［身長160㎝、事務職の場合］
1.6 × 1.6 × 22 × 30 ＝ 1689 ≒ 1700kcal ／日

たんぱく質・脂質・炭水化物の適切なバランス

［ エネルギー産生栄養素バランス（1歳以上）］　（％エネルギー）

たんぱく質	脂質		炭水化物（アルコールを含む）
	総脂質	うち飽和脂肪酸※	
13～20	20～30	7以下	50～65

※18歳以上

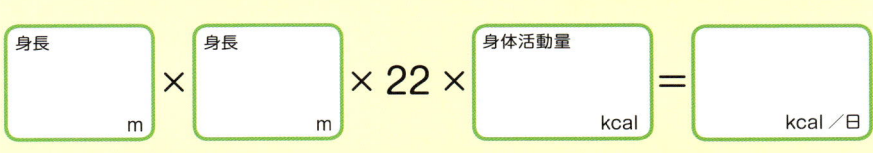

うつ病の食事のポイント

―不足しがちな栄養素を補う―

うつ病と関連が指摘されている栄養・食生活

うつ病のリスクを高める

- × 西洋式食事
- × カロリー過剰摂取、肥満、メタボリック症候群、糖尿病
- × ビタミンD、ビタミンB_1、B_2、B_6、B_{12}、葉酸不足
- × 鉄、亜鉛、マグネシウム不足
- × トリプトファンなど必須アミノ酸不足
- × n-3系多価不飽和脂肪酸（EPA、DHA）不足

うつ病のリスクを下げる

- ● 地中海式食事
- ● 伝統的な和食
- ● 緑茶やコーヒー（予防効果）
- ● ハーブやサプリメントの有効性（セントジョーンズ・ワートなど）

最新の研究でわかってきたうつ病改善に役立つ栄養素

うつ病と、肥満、メタボリック症候群、糖尿病などエネルギーの過剰摂取が主因となって引き起こされる病気との双方向の関係性については、前ページで既に述べました。うつ病と食事は、こうしたエネルギー摂取量から、食事スタイル、ビタミン・ミネラル・アミノ酸・脂肪酸といった栄養素、緑茶などの嗜好品、ハーブやサプリメントまで幅広い関連・影響があります。不足するとうつ病のリスクを高める栄養素と、それを多く含んでいる食品については、左ページ上にまとめましたので、食材選びの際の参考にしてください。

うつ病のリスクを下げる地中海式食事と日本式食事

うつの症状をやわらげるための食事には、なにか特別なものがあるわけではありません。栄養バランスのよい食事を、規則正しくとることが大切です。生活習慣病になりにくい食事や運動習慣は、そのままうつ病の改善・予防につながります。ただし、いくつかのポイントがあることも確かです。

食事スタイルに関していうと、「地中海式食事」が「西洋式食事」に比べてうつ病のリスクを低下させることがわかっています。地中海式食事とは、野菜、くだもの、種実類、豆類、魚介類、オリーブオイルが豊富で、それに

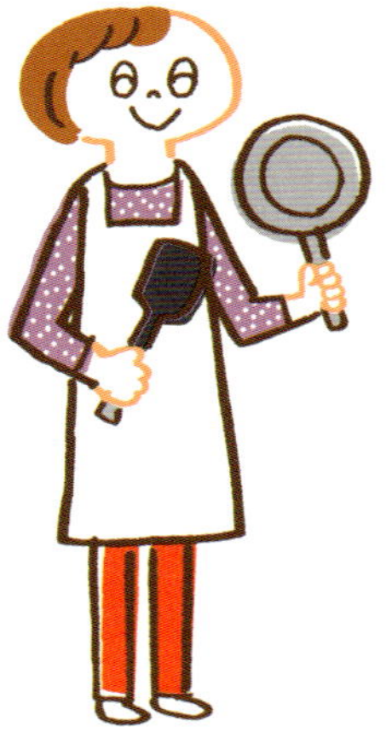

うつ病と関連する栄養素を多く含む食品

	栄養素	多く含む食品
ビタミン	ビタミンD	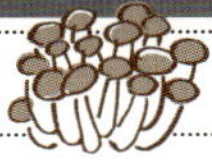 きのこ類、魚介類
	ビタミンB_1	豚肉（赤身）、ウナギ、玄米 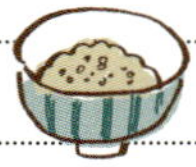、ナッツ
	ビタミンB_2	レバー、ウナギ、納豆、卵
	ビタミンB_6	刺身、レバー、鶏肉、納豆、にんにく、バナナ 
	ビタミンB_{12}	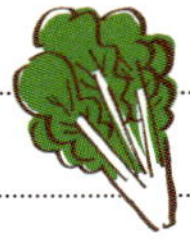 貝類、レバー、のり
	葉酸	葉もの野菜、納豆、レバー
ミネラル	鉄	レバー、赤身肉 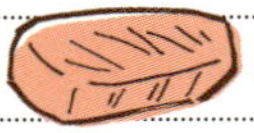、魚介、海藻、青菜類、納豆
	亜鉛	カキ、ウナギ、牛肉、 レバー、大豆製品、貝類 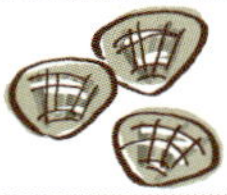
アミノ酸	トリプトファン	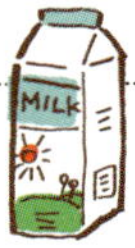 牛乳、乳製品、肉、魚、ナッツ、大豆製品、卵、バナナ
	メチオニン	牛乳、乳製品、肉、魚、ナッツ、大豆製品、卵、 野菜（ほうれん草、グリーンピース）
	チロシン	牛乳、大豆製品、魚（カツオ節、しらす干し）、 乳製品、肉、卵、アボカド
脂肪酸	DHA、EPA	魚（マグロ、ハマチ、イワシ、ブリ、サバ、サンマ、サケ、 ウナギなど） 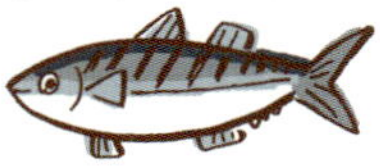

穀類と適量の赤ワインが加わり、肉類や乳製品は少ない食事のことです。

一方、西洋式食事は、加工肉（ハム、ソーセージ、ベーコン、サラミなど）、ピザ、ミートパイ、ポテトチップス、ハンバーガー、白パン（精製した小麦粉で作る）、砂糖、味つき乳飲料、ビールなどの食品が該当します。

ただし、地中海式食事がそのまま日本人の食生活に適応するとは限りません。というのも、日本人はもともと欧米人に比べて魚の摂取量が2〜3倍も多い反面、乳製品や肉類の摂取は少なくなっています。そのような背景で、さらに地中海式食事に近づけようと魚の摂取量を増やしたり、乳製品を減らしたりすると、かえって栄養のバランス異常を招く可能性があります。

また、地中海式食事と同様に、日本の伝統的な和食は概して健康的であるとされています。ただし、和食にも2つ欠点があり、ひとつはしょうゆやみそなどを使うことから塩分量が多くなりがちなこと、もうひとつは乳製品が少ないことです。ですから、「減塩和食＋乳」というのが理想的です。

病気のことを知ろう 5

うつ病にかかわる栄養素と食品

ビタミン

ビタミンでは、主にビタミンD、B_1、B_2、B_6、B_{12}、葉酸などの不足がうつ病のリスクを高めるといわれています。特に、現代の食生活では葉酸は欠乏しがちです。葉もの野菜、納豆、レバーなどをあまり食べない人は注意が必要です。また、ビタミンDの血中濃度が低いとうつ病リスクが高まることもわかってきました。ビタミンDは皮膚に紫外線が当たって合成されるものが大部分を占めますが、食事からも摂取されます（魚、きのこに多く含まれています）。特に日照時間や肌の露出が少ない冬〜春にかけては、きくらげなどのきのこ類を積極的にとるようにしましょう。

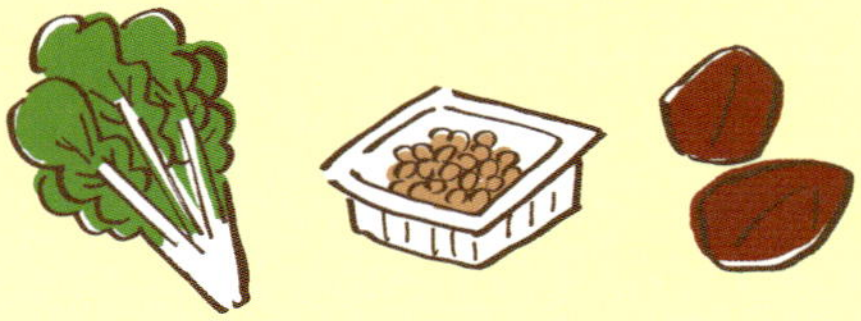

ミネラル

鉄、亜鉛、マグネシウムなどの不足とうつ病との関連が指摘されています。鉄欠乏の症状では貧血がよく知られていますが、脳の機能も障害され、むずむず脚症候群という睡眠障害を引き起こしたり、焦燥感、集中力低下、無関心といったうつ病に似た症状を起こすこともあります。私たちの調査では、うつ病患者には亜鉛欠乏も多くみられました。亜鉛の吸収を阻害するリンは、食品添加物に含まれることが多いので、コンビニなどの既製食品ばかり食べている人は要注意です。

こうしたミネラルはたんぱく質と一緒に存在するため、肉や魚、卵など、たんぱく源となる食材をとることで補充できます。また、ビタミンCやビタミンAは鉄や亜鉛の吸収を促すので、野菜をたくさん食べることもミネラル補充に役立ちます。

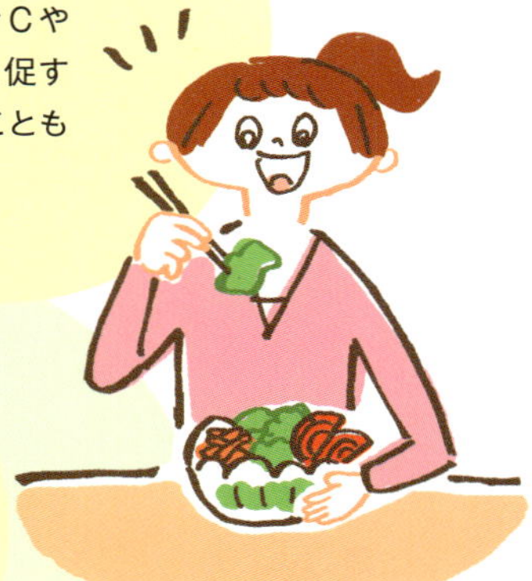

アミノ酸

アミノ酸には、神経伝達物質となるものや神経伝達物質の原料となるものがあります。必須アミノ酸（体内で合成できないため食品から摂取する必要があるアミノ酸のこと）であるトリプトファンは、神経伝達物質であるセロトニンや睡眠を誘発するメラトニンの原料となります。トリプトファンが減少すると、うつ病患者やうつ病の素因を持つ人は気分が落ち込みがちになることが知られています。私たちの研究で、うつ病患者は健常者と比べて血中トリプトファン濃度が低下しているということも明らかになりました。

もうひとつの必須アミノ酸であるメチオニンの低下もうつ病と関連する可能性があり、活性型メチオニンは抗うつ効果を持つことが示唆されています。必須アミノ酸をとるためには、良質たんぱく源となる食材（肉や魚、卵、大豆、牛乳など）をしっかりとることが大切です。

脂肪酸

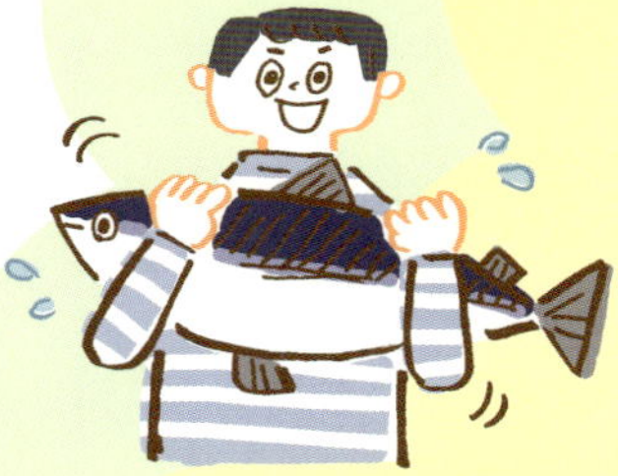

n-3系(オメガ-3)多価不飽和脂肪酸のエイコサペンタエン酸(EPA)やドコサヘキサエン酸(DHA)は、魚(マグロ、ハマチ、イワシ、ブリ、サバ、サンマ、ウナギなどに多く含まれる)から摂取しないと不足することが指摘されています。これらは動脈硬化や心筋梗塞の予防に効果がありますが、魚の摂取量が少なかったり、血液中のn-3系多価不飽和脂肪酸濃度が低下すると、うつ病のリスクが高まることもわかってきました。週に3回くらいは魚を食べるようにしましょう。

その他嗜好品など

[ヨーグルト・乳酸菌飲料]

ヨーグルトや乳酸菌飲料は、ビフィズス菌や乳酸菌を増やし、腸内環境をととのえます。腸内に善玉菌が増えると、ストレスに対して強くなる効果が指摘されています。オリゴ糖やシリアル(食物繊維)など、腸内細菌のえさとなる食品を一緒にとるとさらに効果的です。朝ごはんの一品や、小腹がすいたときのおやつにおすすめです。

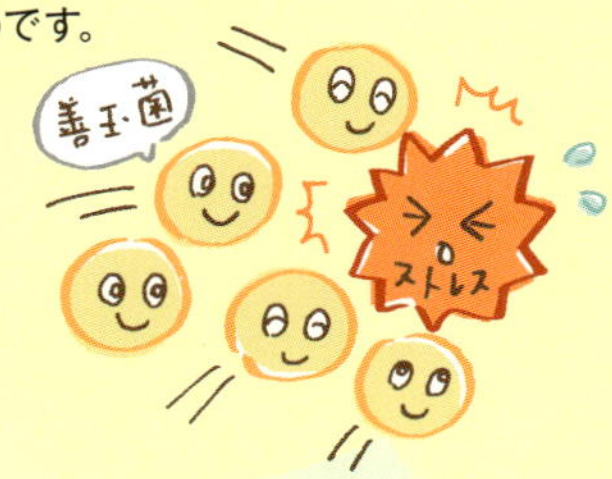

[緑茶]

緑茶はカテキン(渋み)、テアニン(うまみ)、カフェイン(苦み)などの薬効成分を含み、薬用植物のひとつといえるでしょう。緑茶を1日4杯以上飲む人はうつ症状が少ないという研究結果があります。私たちの調査では、週に4杯以上緑茶を飲む人は、健常者で67%だったのに対し、うつ病患者では41%と少ないことがわかりました。緑茶を飲む習慣を持つことはうつ病のリスクを下げるといえるでしょう。カテキンは種々の生活習慣病にも効果があり、テアニンには精神安定作用があります。テアニンは玉露や抹茶などの高級茶に多く含まれています。

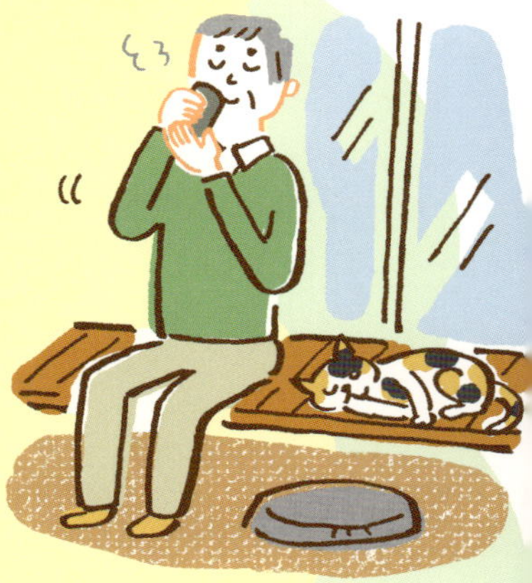

うつ病の改善に期待!

サプリメントの上手な使い方

抗うつ効果があるハーブとしてよく知られているのが、セントジョーンズ・ワート(西洋オトギリソウ)です。海外ではサプリメントとして用いられ、ドイツでは医薬品として医師が処方しています。ただしほかの薬との相互作用が強いので、併用は避けるか、摂取する場合は主治医と相談しましょう。
そのほか、栄養補助食品としてEPAやDHAなどのサプリメントが売られていますが、魚が苦手という人は試してみてもいいでしょう。葉酸やビタミンD、鉄、亜鉛などのサプリメントも利用価値があります。ただし、ミネラルは長期にわたって多量にとりすぎると弊害の心配もありますので、主治医に相談し、血液検査でチェックしながら補充するのがいいでしょう。また、「サプリメントをとっているから食事はなにを食べてもいい」というのでは本末転倒です。まずは3度の食事をバランスよく、サプリメントはあくまで補助的に利用しましょう。

国立精神・神経医療研究センターの取り組み

職場復帰をめざす人へ…デイケアプログラム

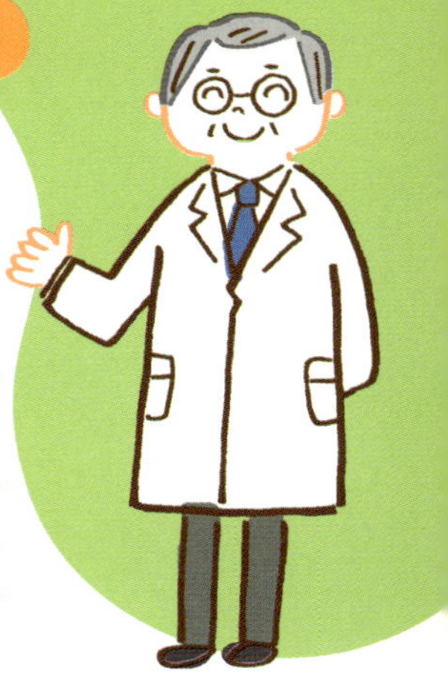

うつ病の治療は、症状が軽減すればそれで終わり、というわけではありません。再発・再燃を予防するためにも規則正しい生活リズムを確立して、ストレスを感じずに過ごし、学校や職場に復帰することが最終的な目標です。その助けになるのが、専門スタッフとともにリハビリに取り組める、精神科デイケアの活動です。

［国立精神・神経医療研究センター病院のデイケアプログラム例］

		月曜	火曜	水曜	木曜	金曜
午前 (9:45～11:15)	活動	合唱	園芸	ストレッチ	ゆったりスポーツ	絵画、革細工、七宝焼
		ゆったり体操	スポーツ	体育	空手	個別活動
		個別活動 *	個別活動	個別活動	個別活動	
	心理教育				ココロとカラダ	
	生活			SST（ソーシャル・スキルズ・トレーニング）		ステップ UP
	就労	ロジカルシンキング	就労プログラム			企業研究
昼の自由時間	～卓球、ビリヤード、麻雀、カードゲーム、カラオケ、ジム、楽器演奏、休憩など自由に活動～					
午後 (13:30～15:00)	活動	華道／茶道	リズム	器楽	ダンス	自主活動
		スポーツ		書道	音楽	オープンレクチャー
	心理教育	WRAP（ウェルネス・リカバリー・アクション・プラン）		病気の勉強	落ち込みからの回復	
	生活	パソコン教室	私の健康法	一人暮らし・料理	一人暮らし・くらし	
	就労	パソコン自習	パソコン自習	パソコン自習	パソコン自習	パソコン自習
			上手な生き方（就労編）		就労園芸	

P21で紹介

* 編み物、刺し子、絵画、塗り絵、パズル、ジムでの運動など

ひとりひとりの目標実現を多職種のスタッフがサポート

国立精神・神経医療研究センター病院の精神リハビリテーション科には、入院患者さんを対象とした精神科作業療法と、外来患者さんを対象としたデイケアがあります。精神科デイケアは地域で自分らしく生活するために、目標を達成し、卒業していく通過型のデイケアです。

ストレッチやヨガを取り入れた体操、園芸、楽器や合唱などの練習、ダンスやスポーツ、編み物や絵画などの個別活動のほか、病気や症状について学んだり、落ち込みからの回復やストレスの対処法を考えるプログラムや、「働きたい」という気持ちを支援するプログラムもあります。いずれも、医師や看護師、心理療法士、作業療法士、ソーシャルワーカー、管理栄養士など多職種のスタッフがチームとなって、患者さんひとりひとりの希望の実現をサポートしています。グループでの活動に参加することで社会生活に必要な力をつけ、自信を回復し、社会復帰をめ

ある日の「一人暮らし・料理」プログラム

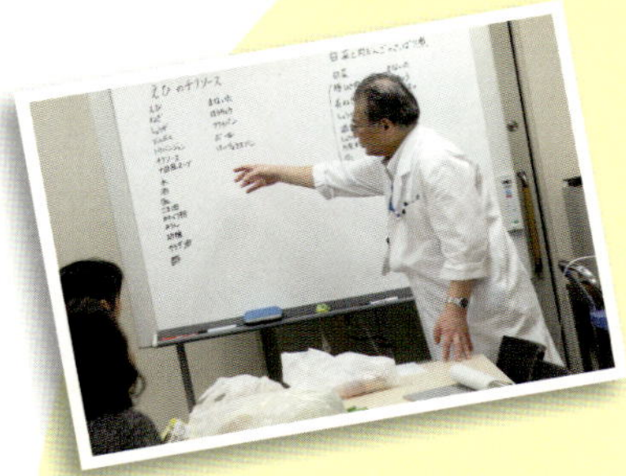

料理を作り始める前に、材料をホワイトボードに書き出し、調理に必要な道具や下ごしらえをイメージ。

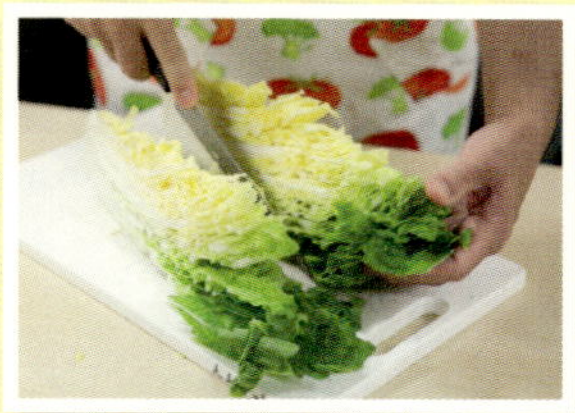

「包丁の使い方もだいぶ上手になってきましたね」と管理栄養士の今泉博文先生。

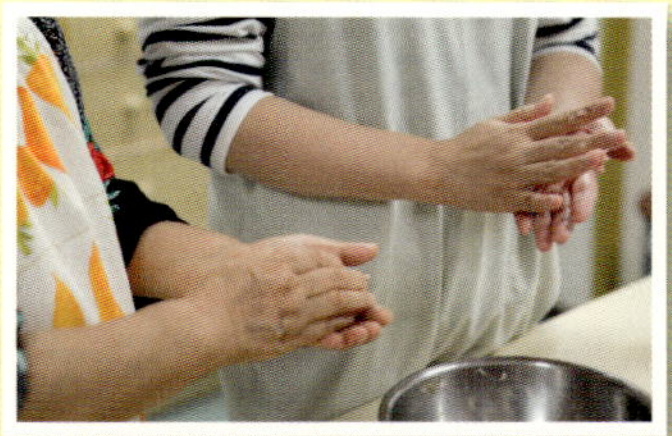

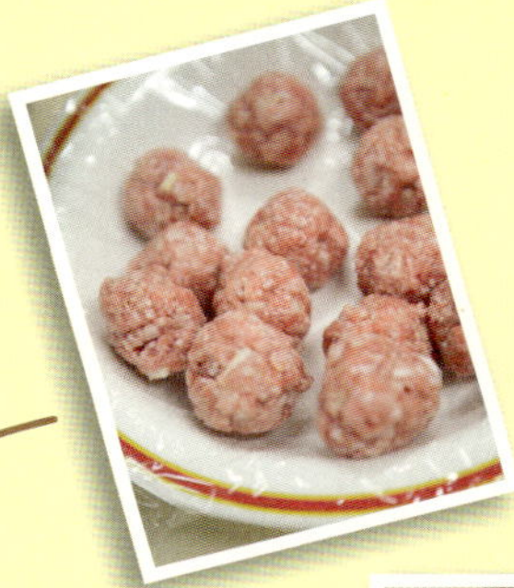

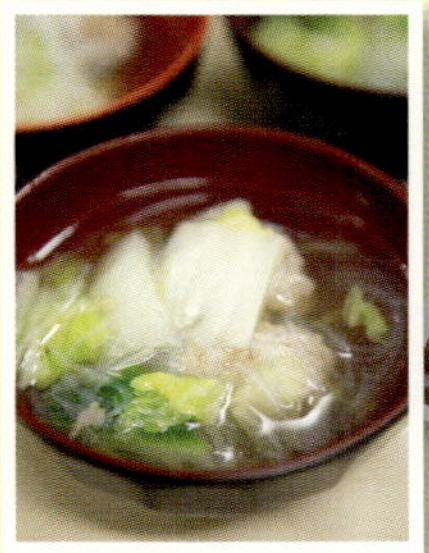

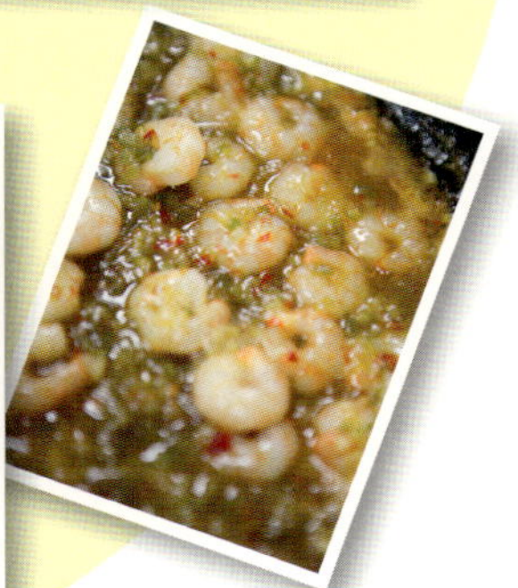

この日のメニューは「エビチリ」と「白菜と肉団子のさっぱり煮」。肉団子を均一な大きさに丸めるのもトレーニングのひとつ。

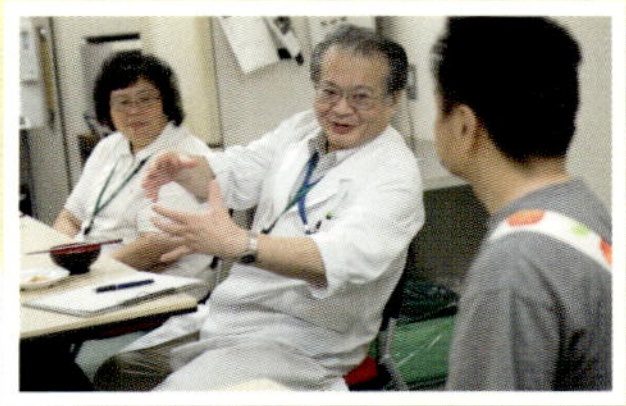

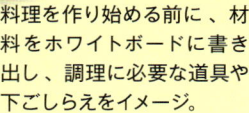

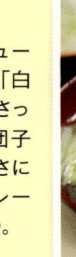

試食しながら利用者が感想を述べ合う。スタッフからは「自宅で作るときは、こんな味つけにしてもいいね」「冷凍の食材を使うのも手だよ」などのアドバイスも。

ざすのがデイケアの目的です。

調理の工程の中で社会復帰に向けた力を養う

なかでも、自立した生活をめざす患者さんや、一人暮らしの患者さんの支えになるのが「一人暮らし・料理」。管理栄養士、心理療法士とともに、簡単で栄養バランスのいい料理を作る調理実習プログラムです。事前にミーティングを行って、メニューを考案するところから始まり、実習当日は食材の買い出し、調理、取り分けと試食までを利用者が中心になって行います。

グループの中で、分量を量る、食材を切るなど役割分担をしながらの作業は、コミュニケーション能力や協調性を養うのに役立ちます。また、調理に必要な道具を選ぶ、味つけを決めるといった場面は、利用者が考え、判断する力を身につける手助けになっています。調理実習プログラムは、食事の大切さを見直すきっかけになるのはもちろんのこと、社会復帰に向けた訓練の場でもあるのです。

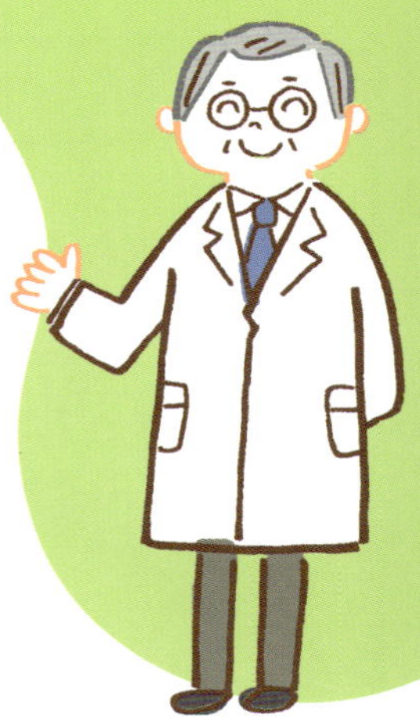

適切な栄養指導で うつ病の症状は改善します

食生活の見直しはうつ病改善のために重要ですが、
自分ではなかなか乱れやかたよりに気づきにくいものです。
病院では管理栄養士による食事・栄養相談を受けられるので、
主治医に相談するといいでしょう。
栄養指導によって生活のリズムがととのい、
うつ病の症状が改善した例をご紹介します。

固形の食事が面倒で大好きなコーヒー牛乳ばかりたくさん飲んでしまいます

Aさん
30代後半・女性・主婦
うつ病・脂質異常症

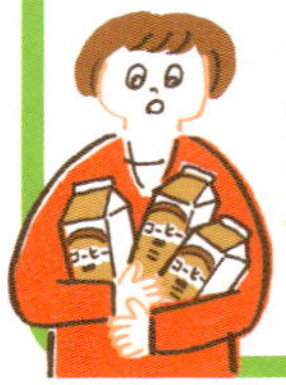

食事はいつも昼と夜の1日2食です。朝食を抜くようになったのはダイエットを気にしていた高校時代からで、食べないのが習慣になってしまいました。甘いコーヒー牛乳が大好きで、1日に1ℓパックを6本くらい飲んでいます。料理を作るのも、固形の食事をかむのも面倒で、コーヒー牛乳以外のものはほとんど口にしていません。

管理栄養士からのアドバイス

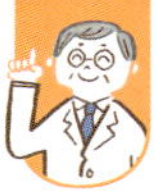

まずは偏食からの脱却をめざしましょう。コーヒー牛乳（コーヒー入り乳飲料）はコップ1杯（200mℓ）でおよそ100kcal、6ℓだと3000kcal近くになります。身長160cm、主婦のAさんに必要な1日のエネルギー量は約1700kcalですから（→P15参照）、かなりのカロリーオーバーになってしまいますね。コーヒー牛乳は1日1杯まで、と決めておくとよいでしょう。紙パックやペットボトルから直接飲まず、コップに注ぐようにすると、飲んだ量を把握しやすくなります。清涼飲料水には糖分がたくさん含まれます。同じカロリーでも固形の食品に比べて満腹感が得にくく、血糖値も急激に上昇するので注意が必要です。少しずつ1日3食の習慣をつけ、固形の食事を増やしましょう。

その後…

継続的に食事療法を続け、徐々に1日3食の習慣を確立。2か月後にはマイナス1.8kgと順調に体重も減少。月に1回の定期的な栄養指導を受け、およそ1年半後に適正体重維持および血液検査正常値となり、栄養指導を卒業。

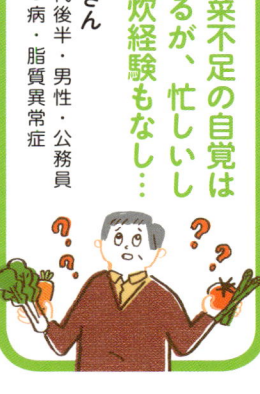

野菜不足の自覚はあるが、忙しいし自炊経験もなし…

Bさん
40代後半・男性・公務員
うつ病・脂質異常症

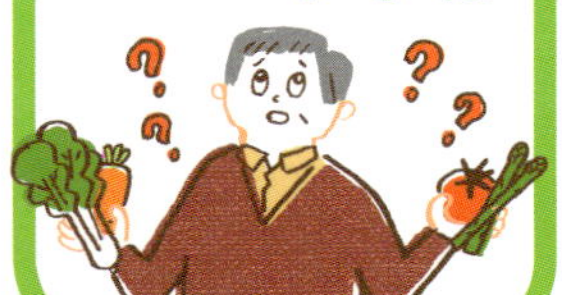

同居している母が3年ほど前に病に

倒れ、看病と仕事とで毎日忙しく、そのころから食事（特に夕食）の時間が不規則になってしまいました。

もともと、ずいぶん前から朝食はパンとコーヒーのみ、昼食は職場で仕出しべんとうでパパッとすませています。周囲に比べ、食べるのは早いほうです。以前は、母が野菜たっぷりの夕食を作ってくれていましたが、現在は宅配べんとうを頼んでいます。自炊経験がないので、野菜が足りていないと感じてはいても、なにをどう調理すればいいのかわからなくて…。

管理栄養士からのアドバイス

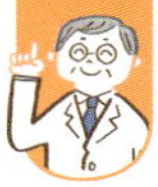

早食いの傾向と野菜不足、長期にわたって朝食がパンとコーヒーのみの食習慣が、特に問題のようですね。まず、食事は1日3食とも栄養バランスのとれた内容になるよう、できるところから少しずつ改善していきましょう。たとえば朝食にはパンとコーヒーのほかに、牛乳、ハム、レタスやプチトマトなどをプラスするといいですね。いずれも切ったり、焼いたりしなくていいので、料理の経験がなくても安心です。

野菜は1日350g、1食だと約120gを摂取の目標量にします。生のものなら両手いっぱい、加熱したものなら片手にのるくらいの量が1食分の目安です。市販のカット野菜や、電子レンジで温めるだけの冷凍野菜を利用すると手軽ですよ。

その後…

継続的に食事療法を続け、約1年後に適正体重維持および血液検査正常値となり、栄養指導を卒業。

20年前から1日2食 夕食が遅いので、朝おなかがすきません

Cさん
30代後半・男性・会社員
うつ病・脂質異常症

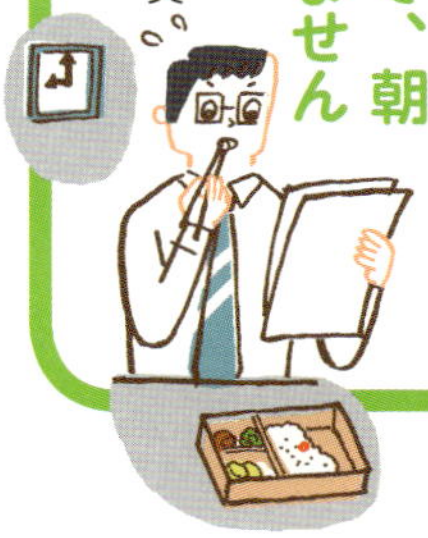

高校生のころから1日2食で、朝食を抜く習慣が続いています。昼食は14時ごろ、夕食は21～22時ごろと遅め。仕事が不規則で忙しいせいか、早食いなほうだと思います。主食をとらず、おかずだけですませることもあります。お酒が好きで、以前はたくさん飲んでいましたが、現在は主治医から禁酒と言われ、守っています。1か月前まで、健康によいと聞いた「飲むヨーグルト」を、1日1ℓ飲んでいました。最近、目立って体重が増加してきたのが悩みです。

管理栄養士からのアドバイス

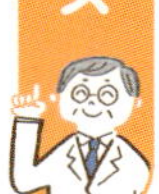

血液検査の結果、Cさんは中性脂肪とLDLコレステロールの値が高めでした。これまでのアルコールの多飲と、「飲むヨーグルト」の大量摂取が主な原因と考えられますね。

ただそれ以上に、20年にわたって朝食が欠食してしまい、1日2食になっていることが問題です。毎朝、太陽の光を浴び、朝食を規則正しくとることで生活リズムがととのい、うつ病改善につながります。まず1日3食の食習慣の構築と、食事・食品の適正量を把握すること、そしてゆっくりよくかんで食べる習慣をつけることを目標にしましょう。

その後…

継続的に食事療法を続け、約1年後に適正体重維持および血液検査正常値となり、栄養指導を卒業。

野菜は苦手なので野菜ジュースで代用。つい夜食を食べてしまいます

Dさん
50代前半・男性・会社員
うつ病・脂質異常症・肝機能障害

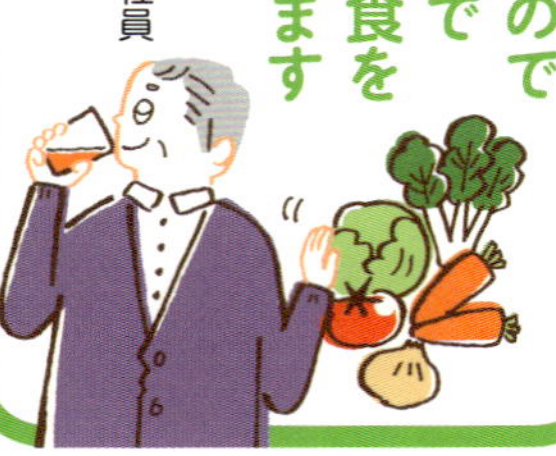

この1年で体重が68kgから73kgと5kgも増加。白いごはんが大好きで、以前はごはんを何杯もおかわりして、たくさん食べていました。くだものも好んでよく食べますが、野菜はほとんど食べません。そのかわり、食事のたびに野菜ジュースを1本飲むようにしています。

食事は朝食が7時、昼食が12時、夕食が17時と決まった時間に食べるようにしています。ただ、夕食後におなかがすいてしまい、夜食をとることもしばしば。カツ丼、天丼、牛丼、カレーライス、ラーメンなどこってりした料理が大の好物です。

管理栄養士からのアドバイス

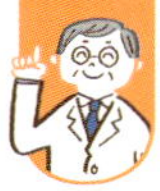

いつも同じ時間に食事をとれているのはいいですね。1日3食を守って、夜食は控えましょう。以前はかなりの過食があり、野菜をほとんど摂取していなかったようですね。まずは、3食とも野菜をとるようにすることと、脂質の多い料理の頻度を少なくすることからスタートしましょう。

また、野菜ジュース＝野菜ではありません。野菜に本来含まれる食物繊維、ビタミンC、カルシウムなどがジュースには少なく、果汁入りのものだと意外に糖分も多くなります。どうしても野菜を食べられないときに、あくまで「補助」として取り入れるようにしてください。

食事療法とあわせて、ストレッチや体操など室内で簡単にできる運動から始め、1日の活動量を増やすように心がけてみてください。適正体重の維持に効果的です。

その後…

継続的に食事療法を続け、夜食の習慣を改善。約1年後に適正体重維持および血液検査正常値となり（γ-GTP値は基準値超であるものの下降傾向にあることから）、栄養指導を卒業。

栄養指導前後のA～Dさんの血液検査とBMIの変化

赤字は基準値オーバー、青字は基準値を下まわっている数値です

検査項目	基準値		Aさん		Bさん		Cさん		Dさん	
	下限値	上限値	栄養指導前	栄養指導卒業時	栄養指導前	栄養指導卒業時	栄養指導前	栄養指導卒業時	栄養指導前	栄養指導卒業時
総コレステロール（T-CHO）	128	219	275	−	231	201	263	197	275	−
LDL コレステロール（LDL-C）	70	139	153	98	153	124	159	106	135	118
中性脂肪（TG）	128	219	731	69	204	140	379	123	380	104
HDL コレステロール（LDL-C）	40	139	38	50	61	66	−	−	84	75
γ-GTP	10	47	−	−	−	−	−	−	770	338
尿酸（UA）	3.6	7.0	4.4	3.6	5.0	4.6	8.3	7.8	7.7	5.9
クレアチニン（CRE）	0.6	1.1	0.58	0.64	0.94	0.87	0.93	0.9	1.19	1.03
BMI	−	−	28.6	21.7	22	21.7	25.5	22.8	27.9	23

＊BMI……「体重（kg）÷身長（m）÷身長（m）」で計算する、体格を表す指数。BMI18.5 以上 25 未満が「普通体重」、25 以上が「肥満」とされる。

第2章

食べてリズムをととのえる
1週間献立

うつ病の改善には、朝・昼・晩と１日３食、

規則正しい食事をとることが大切です。

特に朝ごはんはしっかりとって、

一日の活力を補充しましょう。

晩ごはんはいつもより軽めを心がけます。

朝食をきちんととることは
薬をきちんと飲むのと同じくらい大切です！

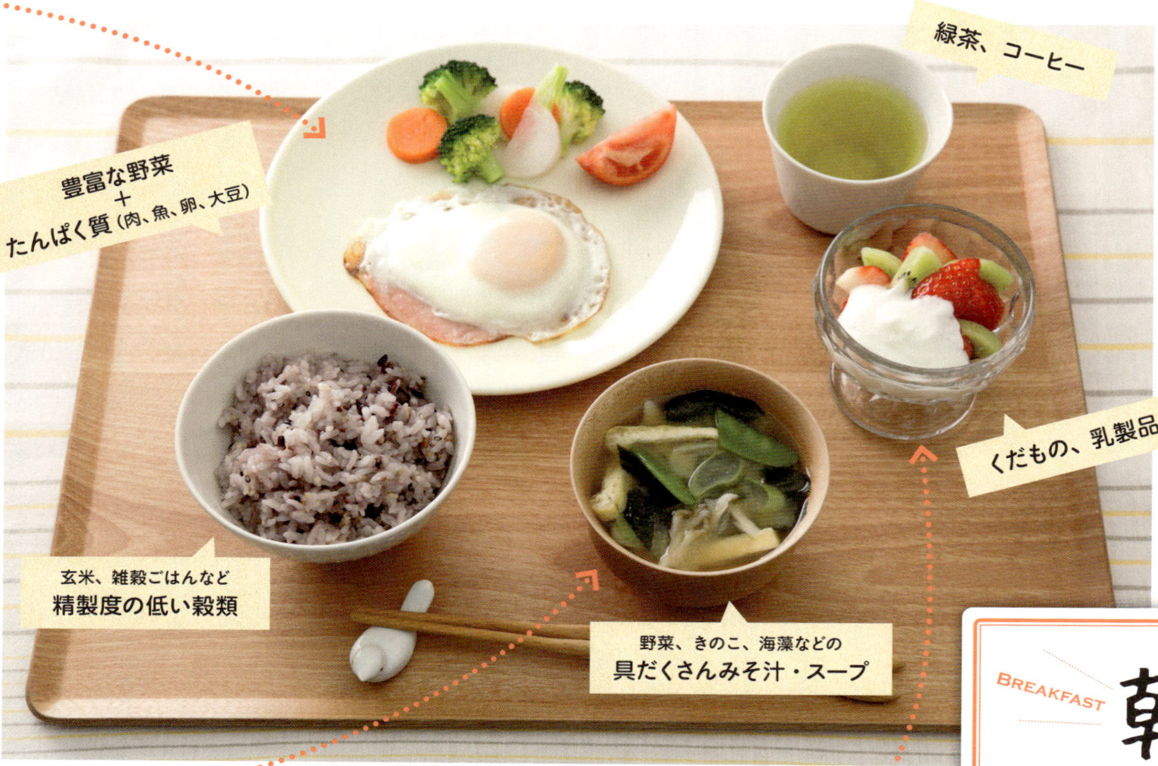
緑茶、コーヒー
豊富な野菜
＋
たんぱく質（肉、魚、卵、大豆）
くだもの、乳製品
玄米、雑穀ごはんなど
精製度の低い穀類
野菜、きのこ、海藻などの
具だくさんみそ汁・スープ

BREAKFAST

朝ごはん ―【よい朝食例】

かたよりなく栄養をとるには、きちんと朝食を食べて生活リズムをととのえること。「しっかり朝食、夕食は軽め」が理想です。

ほどよい酸味に体が目覚める
オリゴ糖で腸内環境も改善

フルーツヨーグルト

材料（1人分）

いちご……3個
キウイフルーツ……1/3個
プレーンヨーグルト（無糖）……大さじ2
オリゴ糖シロップ……小さじ1

●1人分63kcal　塩分0g

作り方

1 いちごは4つ割り、キウイは1cm厚さに切ってから4等分に切る。
2 器に盛り、ヨーグルトとオリゴ糖シロップをかける。

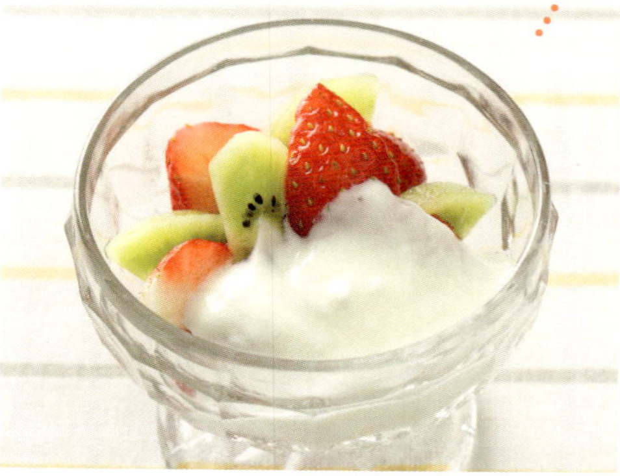

うつを撃退！

ビタミン豊富なフルーツに、ヨーグルトをプラス。さらにヨーグルトの乳酸菌を増やすオリゴ糖シロップをかけ、腸内環境をととのえます。

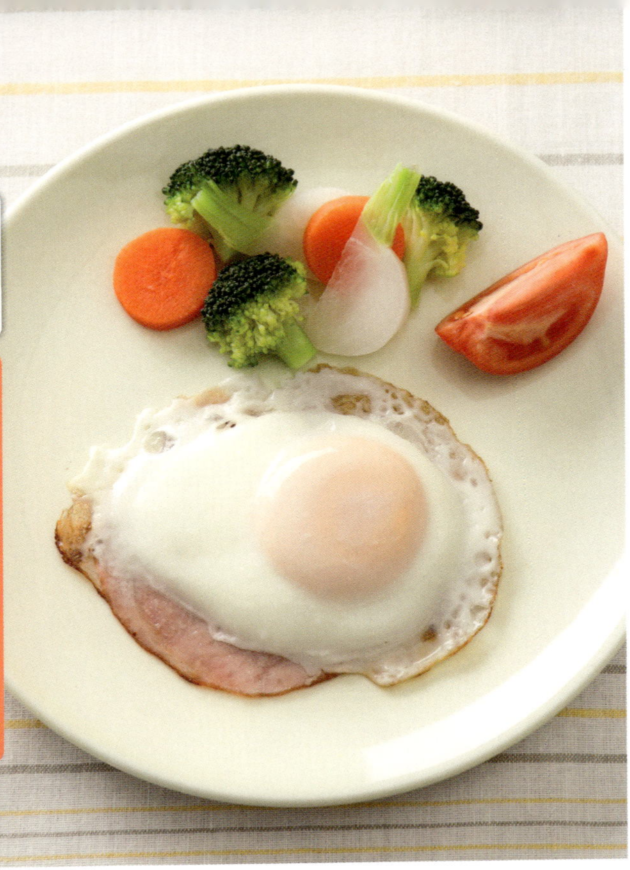

卵の豊富な栄養に、ビタミンCと
食物繊維をプラスしてバランスよく

ハムエッグ 温野菜添え

材料（1人分）

卵 ……… 1個
ハム ……… 1枚
トマト ……… 1/6個
にんじん ……… 2cm
ブロッコリー（冷凍）……… 3房
かぶ ……… 1/4個
サラダ油 ……… 少量

●1人分156kcal　塩分0.6g

作り方

1 にんじんは1cm厚さ、かぶは半分に切り、ブロッコリーとともにゆでる。
2 フライパンにサラダ油を熱してハムを入れ、卵を割り落とし、好みの加減に火を通す。器に盛り、**1**とトマトを添える。

うつを撃退！

良質なたんぱく質をとるのと同時に、たっぷりの野菜でビタミンを補給。夜の間に下がった体温を上げて、一日を元気にスタートしましょう。

野菜たっぷりのみそ汁やスープは
朝のおすすめメニュー

きのこと野菜の具だくさんみそ汁

材料（1人分）

まいたけ ……… 15g
長ねぎ ……… 4〜5cm
絹さや ……… 2枚
カットわかめ（乾）……… 小さじ1
油揚げ ……… 1/4枚
だし汁 ……… 3/4カップ
みそ ……… 小さじ2弱

●1人分60kcal　塩分1.4g

作り方

1 まいたけはほぐす。長ねぎは斜め切り、絹さやは半分に、油揚げは細切りにする。
2 鍋にだし汁を煮立て、**1**とわかめを加えてさっと煮、みそを溶き入れる。

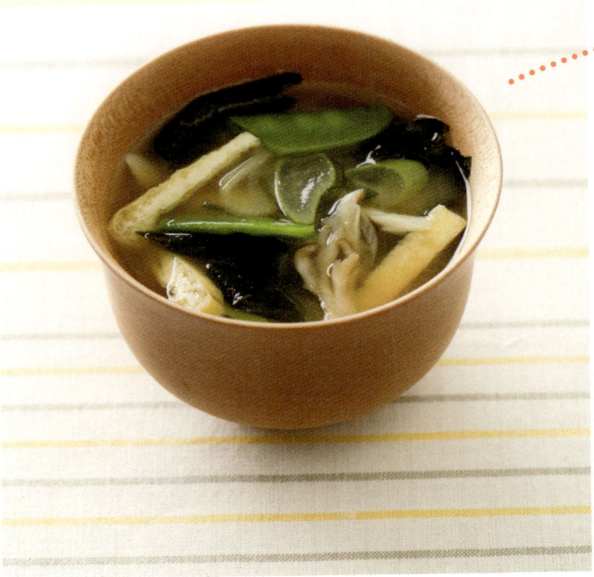

うつを撃退！

野菜やきのこ、海藻をたっぷり使って、ビタミンと食物繊維をしっかりと。具だくさんにすることで汁の量が減らせ、塩分も控えめにできます。

うつを撃退！

魚肉ソーセージは低脂肪、高たんぱくで、カルシウムも含むヘルシー食材。DHAがプラスされた商品もあります。

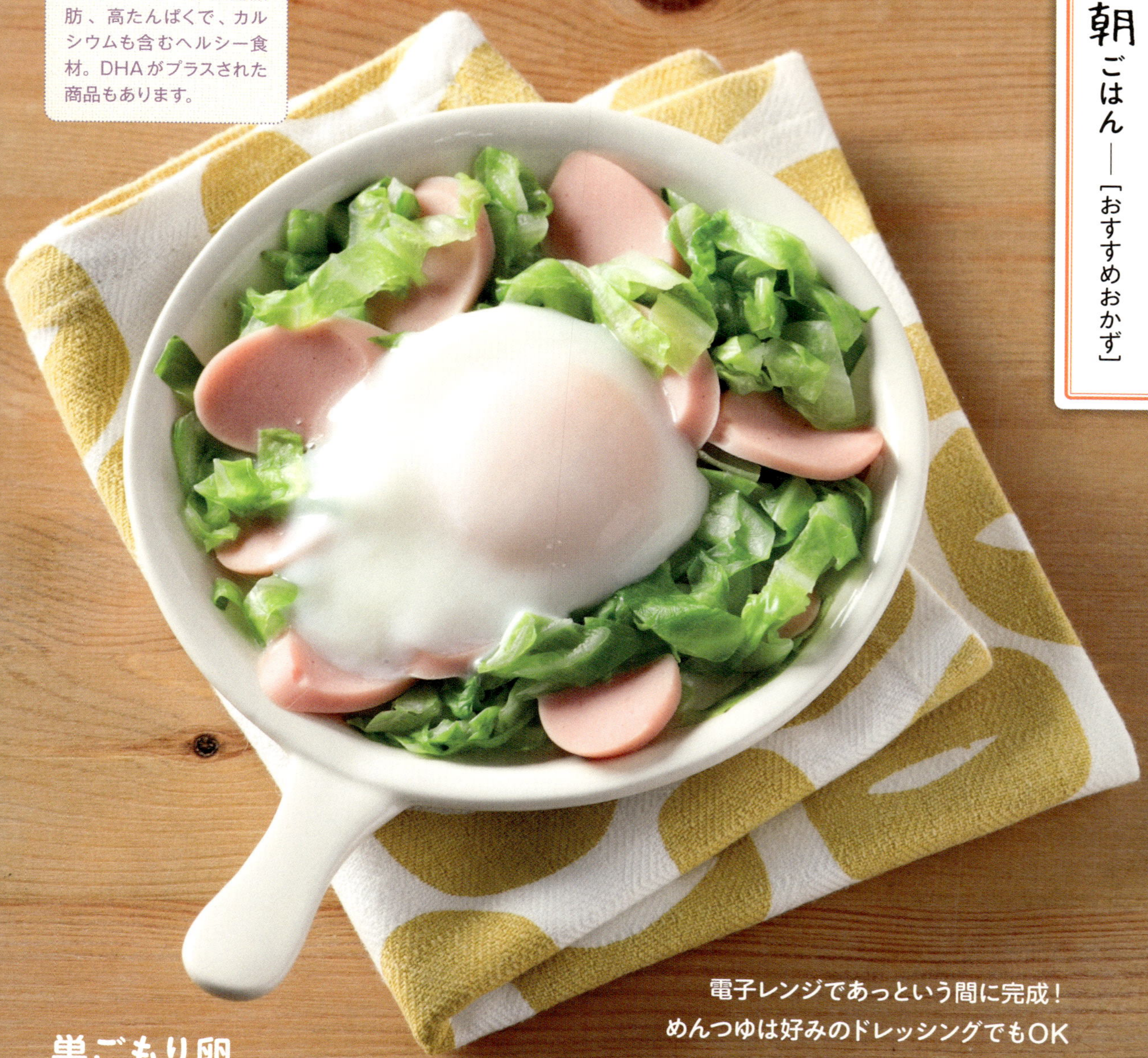

電子レンジであっという間に完成！
めんつゆは好みのドレッシングでもOK

巣ごもり卵

材料（1人分）

魚肉ソーセージ	½本
キャベツ	1枚
卵	1個
めんつゆ（3倍濃縮）	小さじ½

●**1人分156kcal　塩分1.2g**

作り方

1 ソーセージは斜め薄切りに、キャベツは1cm幅に切る。

2 耐熱の器にキャベツを入れ、ふんわりとラップをして電子レンジで1分加熱する。ラップをはずし、めんつゆをかけ、ソーセージを加えて混ぜる。

3 卵を割り落とし、卵黄に竹串などを刺して穴をあけ、ラップをせずに電子レンジで30～40秒加熱する。

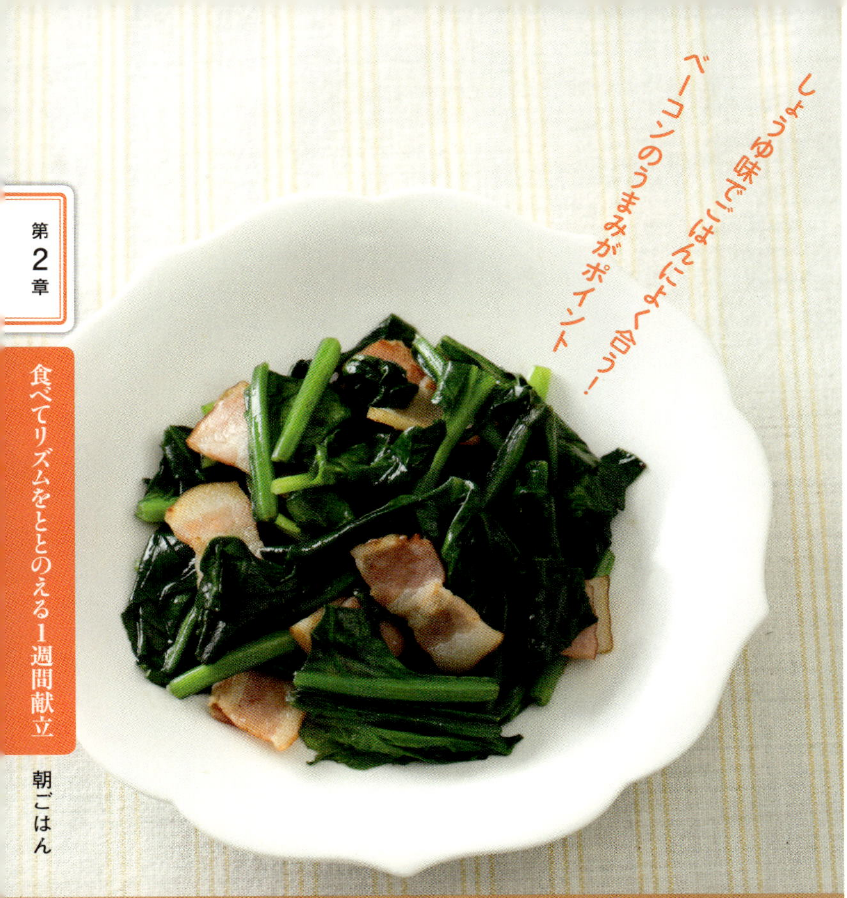
しょうゆ味でごはんによく合う！
ベーコンのうまみがポイント

ほうれん草のベーコン炒め

材料（1人分）

ほうれん草 ………… 3株（60g）
ベーコン ………… 1枚
A ｛しょうゆ ………… 小さじ1/2
　 ｛和風だしの素 ………… 少量
サラダ油 ………… 少量

●1人分123kcal　塩分1.1g

作り方

1 ほうれん草は5cm幅に、ベーコンは2cm幅に切る。
2 フライパンにサラダ油を熱し、ベーコンを炒める。脂がにじんできたらほうれん草を加えて炒め、しんなりしたらAを加えて混ぜる。

うつを撃退！

うつのリスクが高まる葉酸不足を、ほうれん草で解消。ほうれん草は鉄も含みます。

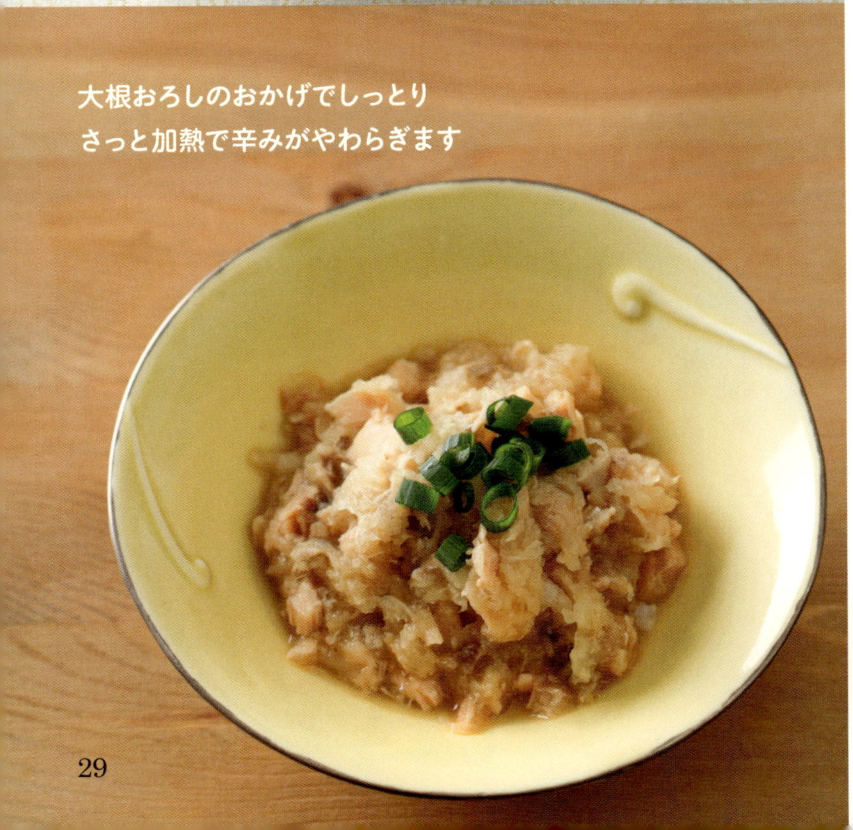
大根おろしのおかげでしっとり
さっと加熱で辛みがやわらぎます

サケ缶のおろし煮

材料（1人分）

サケ缶 ………… 30g
大根おろし ………… 1/4カップ
A ｛しょうゆ ………… 小さじ1/4
　 ｛砂糖、和風だしの素 ………… 各少量
万能ねぎ（小口切り） ………… 少量

●1人分64kcal　塩分0.6g

作り方

1 鍋にほぐしたサケ缶、大根おろしを入れて煮立て、Aを加えてひと煮する。器に盛り、万能ねぎをのせる。

味つけを変えても

Aの調味料を、めんつゆやポン酢しょうゆにかえてもおいしく作れます。

アサリと野菜のトマトスープ

材料（1人分）

アサリ（殻つき・砂抜き済み）……80g
玉ねぎ……1/8個
にんじん……1/10本
しめじ……1/5パック
カットトマト缶……1/8缶
にんにく（みじん切り）……1/4片
A｛水……1と1/4カップ
　 顆粒スープの素……小さじ1/4
塩、こしょう……各少量
オリーブオイル……少量
イタリアンパセリ（みじん切り）…少量

●1人分65kcal　塩分2.0g

作り方

1 玉ねぎは1cm角に、にんじんは1cm角の薄切りにする。しめじは小房に分ける。
2 鍋にオリーブオイルとにんにくを入れて火にかけ、香りが立ったら**1**を炒める。トマト缶とAを加えて5分煮る。
3 アサリを加え、口が開いたら塩、こしょうで味をととのえる。器に盛り、パセリをふる。

うつを撃退！
アサリに豊富な亜鉛や鉄は、うつ病患者に不足しがちなミネラル。朝食にぴったりの具だくさんスープでしっかり補給を。

アサリと野菜の
うまみがじんわり。
ビタミン、ミネラル満載の朝食に

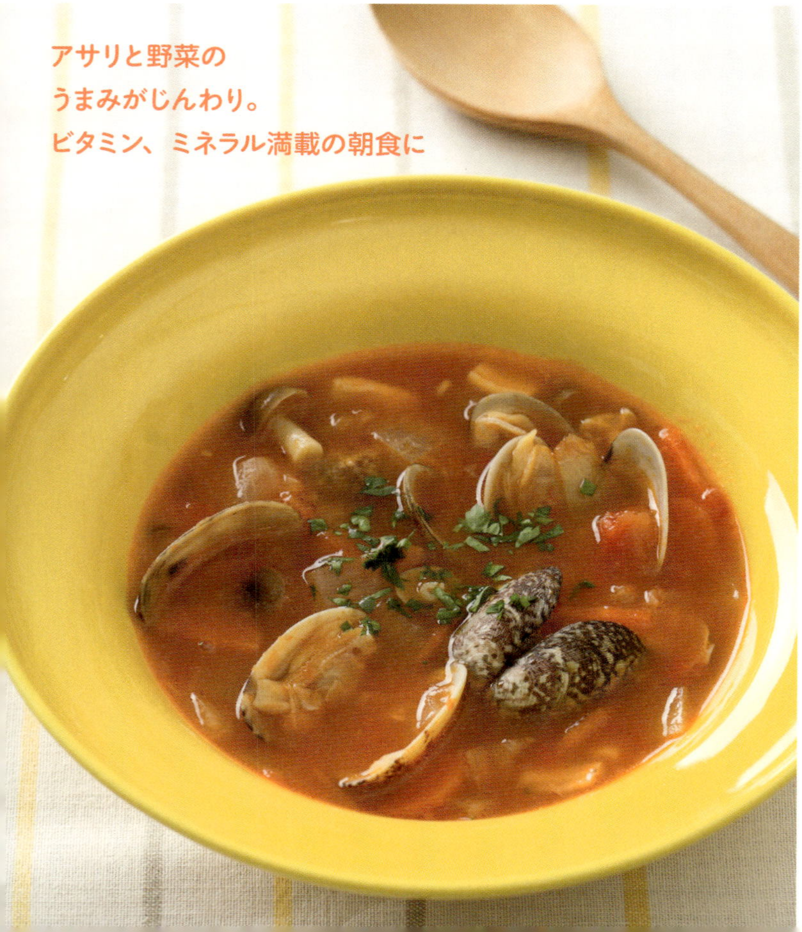

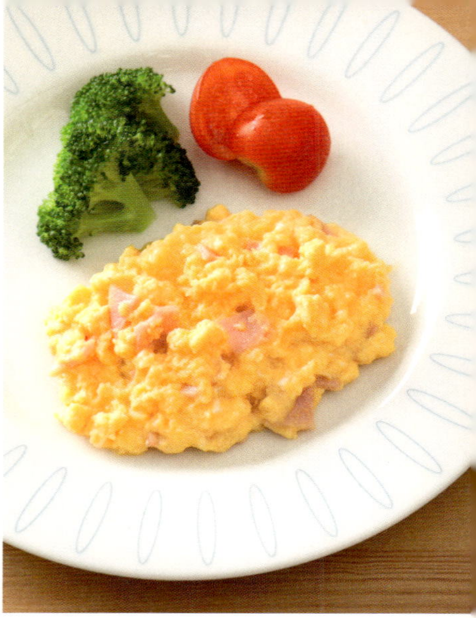

加熱しすぎず、とろっと仕上げて
パンとの相性は抜群

ハム入りチーズ スクランブルエッグ

材料（1人分）

卵……1個
ハム……1枚
ピザ用チーズ……大さじ1
塩、こしょう、サラダ油……各少量
プチトマト（半分に切る）……1個
ブロッコリー（冷凍・ゆでる）……2房

●1人分190kcal　塩分1.5g

作り方

1 ハムは1cm角に切る。
2 卵を溶きほぐし、**1**、チーズ、塩、こしょうを加えて混ぜる。
3 フライパンにサラダ油を熱し、**2**の卵液を流し入れて大きく混ぜ、好みの加減に火を通す。器に盛り、プチトマト、ブロッコリーを添える。

うつを撃退！
卵はビタミンCや食物繊維以外のほとんどの栄養素をまんべんなく含みます。野菜を添え、バランスよいひと皿に。

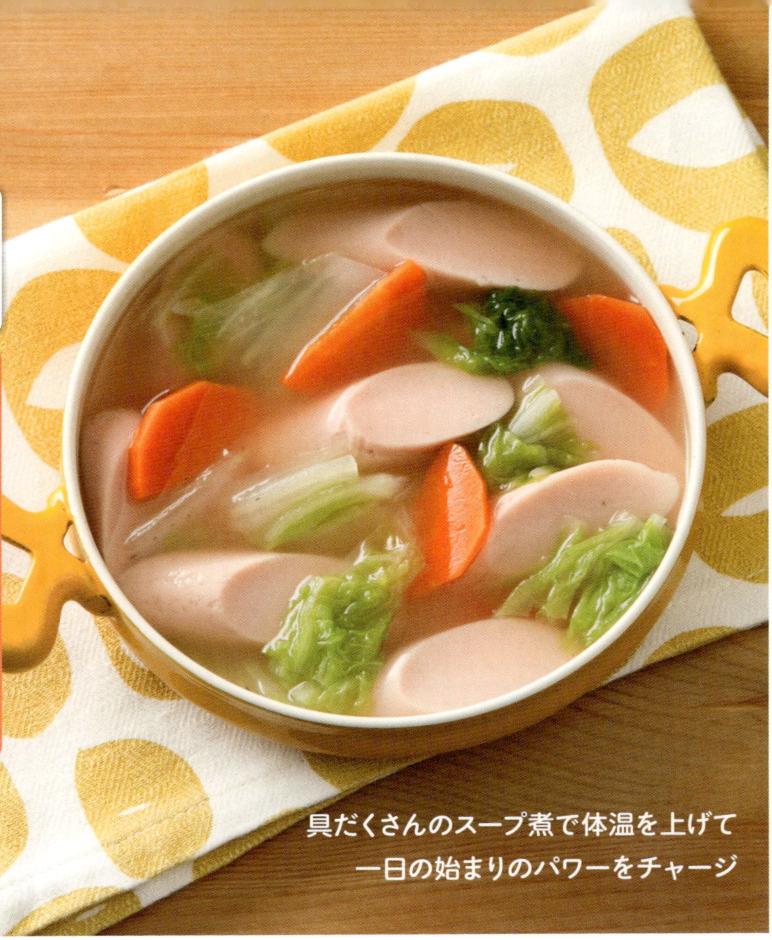

具だくさんのスープ煮で体温を上げて
一日の始まりのパワーをチャージ

ソーセージのコンソメ煮

材料（1人分）

魚肉ソーセージ …………… 2本
白菜 …………… 大½枚
にんじん …………… 1cm
A ｛ 水 …………… 1カップ
　 顆粒スープの素 …………… 小さじ⅔
　 こしょう …………… 少量

●1人分254kcal　塩分3.5g

作り方

1 ソーセージは2cm幅の斜め切りに、白菜はざく切りに、にんじんは5mm厚さに切ってから半分に切る。
2 鍋にAを煮立て、**1**を加えて10分ほど煮る。

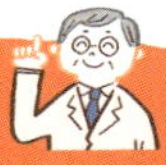

栄養を効率的に

スープ仕立てにすれば、溶け出した水溶性ビタミンもむだなくとれます。

ツナと大根のサラダ

材料（1人分）

ツナ缶 …………… 小½缶（40g）
大根 …………… 40g
マヨネーズ …………… 小さじ2
パセリ（みじん切り） …………… 少量

●1人分176kcal　塩分0.6g

作り方

1 大根は細切りにしてボウルに入れ、ツナ、マヨネーズを加えて混ぜる。器に盛り、パセリをふる。

うつを撃退！

手軽なツナ缶で、朝ごはんでは良質なたんぱく質やDHAをしっかりと。

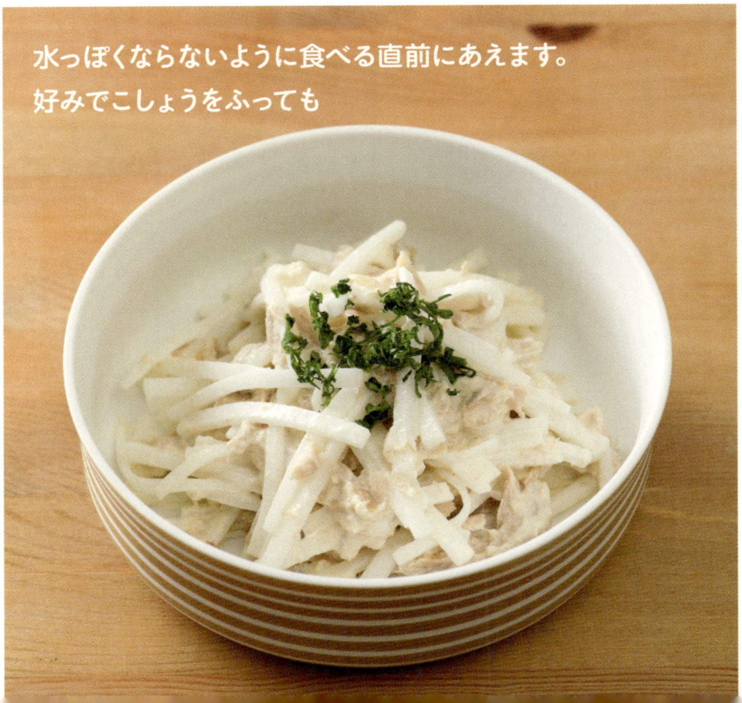

水っぽくならないように食べる直前にあえます。
好みでこしょうをふっても

LUNCH

昼ごはん ―【のっけごはん】

のっけるだけの丼ものやパスタなどのひと皿メニューが便利。缶詰や温泉卵、キムチなどを常備しておくと調理もラクチンです。

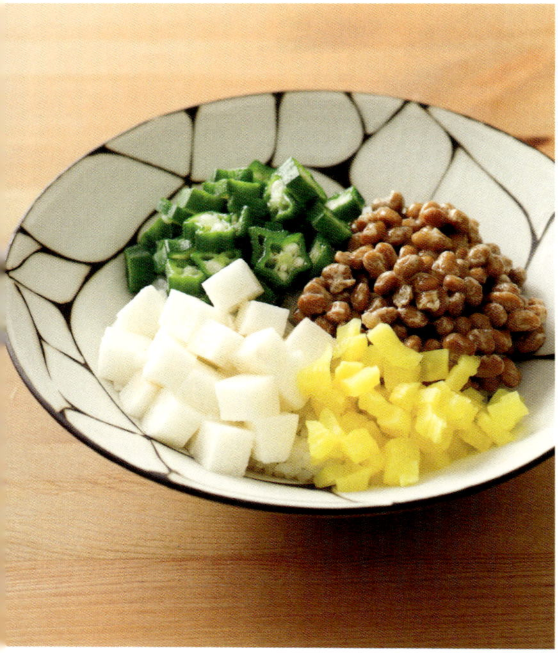

納豆は葉酸が豊富！
よーく混ぜていただきます

ネバネバ丼

材料（1人分）

- 納豆 ………… 小1パック（30g）
- 長いも ………… 80g
- オクラ ………… 3本
- たくあん ………… 25g
- ごはん ………… 茶碗1杯分（150g）
- 納豆に添付のたれ ………… 1袋

●1人分386kcal　塩分1.6g

作り方

1 納豆は添付のたれを混ぜる。オクラはゆでて小口切りに、長いもは1cm角に、たくあんは5mm角に刻む。

2 器にごはんを盛り、1をのせる。

サーモンとアボカド丼

材料（1人分）

- サーモン（刺身用） ………… 70g
- アボカド ………… ⅓個
- 貝割れ ………… 少量
- ごはん ………… 茶碗1杯分（150g）
- A｛マヨネーズ ………… 大さじ1
- 　 わさび、しょうゆ ………… 各少量

●1人分599kcal　塩分1.4g

作り方

1 サーモン、アボカドは1cm角に切る。貝割れは根元を切る。

2 器にごはんを盛り、サーモンとアボカドをのせ、貝割れを添える。合わせたAをかける。

うつを撃退！

サーモンでDHAやEPA、アボカドでオレイン酸と、ひと皿で体にいい不飽和脂肪酸がとれるメニューです。

切ってのせるだけのラクチン調理。わさびマヨが効いてる！

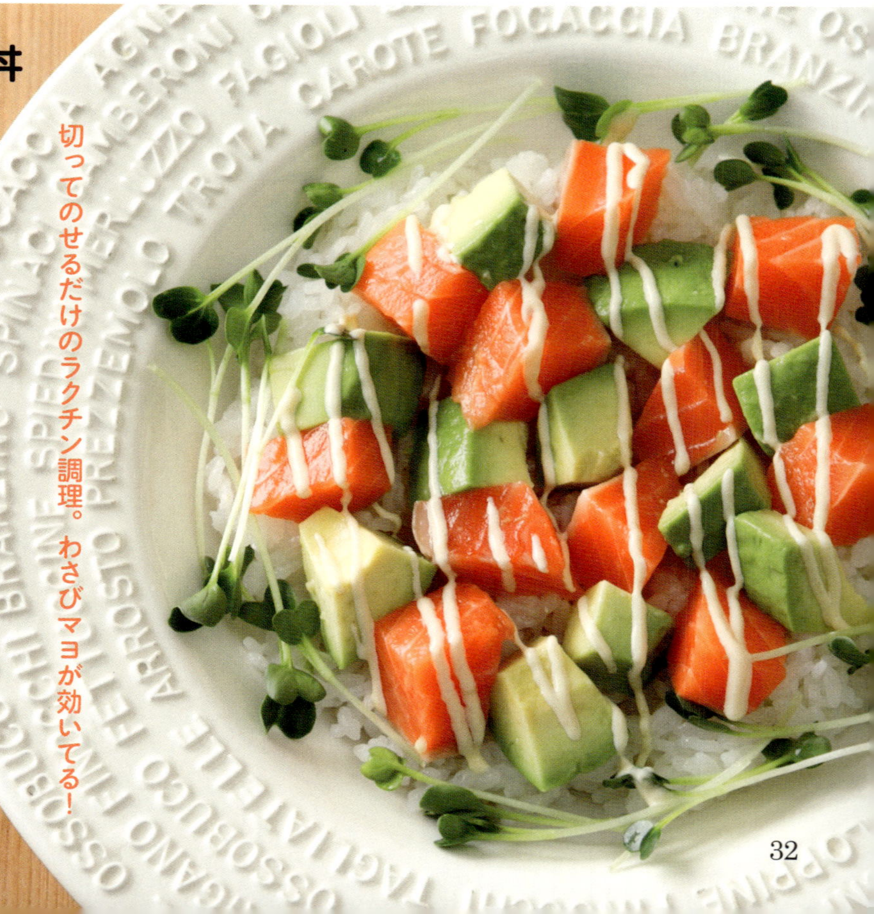

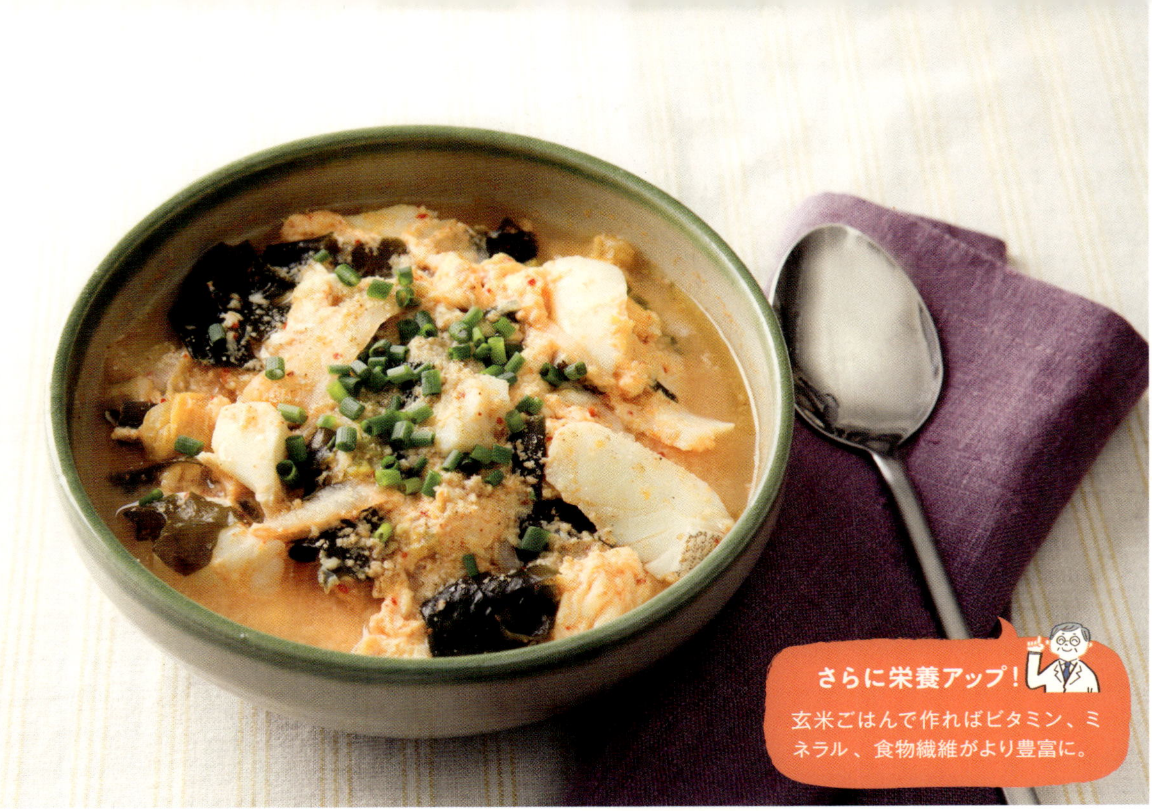

さらに栄養アップ！
玄米ごはんで作ればビタミン、ミネラル、食物繊維がより豊富に。

わかめを加えてミネラル補給。仕上げのごまにも強い抗酸化作用アリ

タラのクッパ

材料（1人分）

タラ……½切れ
カットわかめ（乾）……小さじ2
白菜キムチ……30g
卵……1個
ごはん……120g
A ｛水……1カップ
　 ｛鶏ガラスープの素……小さじ½
白すりごま……小さじ½
ごま油、万能ねぎ（小口切り）……各少量

●1人分371kcal　塩分1.8g

作り方

1 タラはひと口大に切る。キムチは大きければ食べやすく切る。
2 鍋にAを煮立て、タラ、わかめ、キムチを加えて5～6分煮る。溶きほぐした卵をまわし入れ、ふわっとしたら火を止める。
3 器にごはんを盛り、**2**をかけ、ごまとごま油をまわしかける。万能ねぎを散らす。

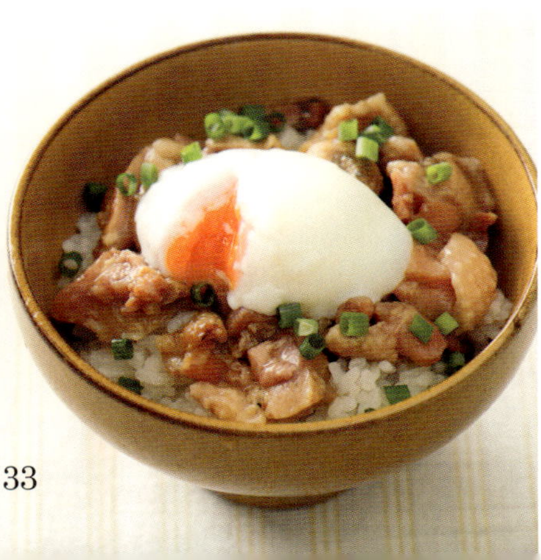

缶汁を使えば味つけ不要。2分もあれば完成します

焼き鳥丼

材料（1人分）

焼き鳥缶（塩味）……1缶（70g）
温泉卵（市販）……1個
ごはん……茶碗1杯分（150g）
万能ねぎ（小口切り）……少量

●1人分460kcal　塩分1.7g

作り方

1 焼き鳥缶は耐熱ボウルに移し、ふんわりとラップをして電子レンジで1分加熱する。
2 器にごはんを盛り、**1**を缶汁ごとのせ、温泉卵をのせる。万能ねぎを散らす。

梅干しの酸味でさっぱり。するするっと食べられます

とろろ昆布と梅干しうどん

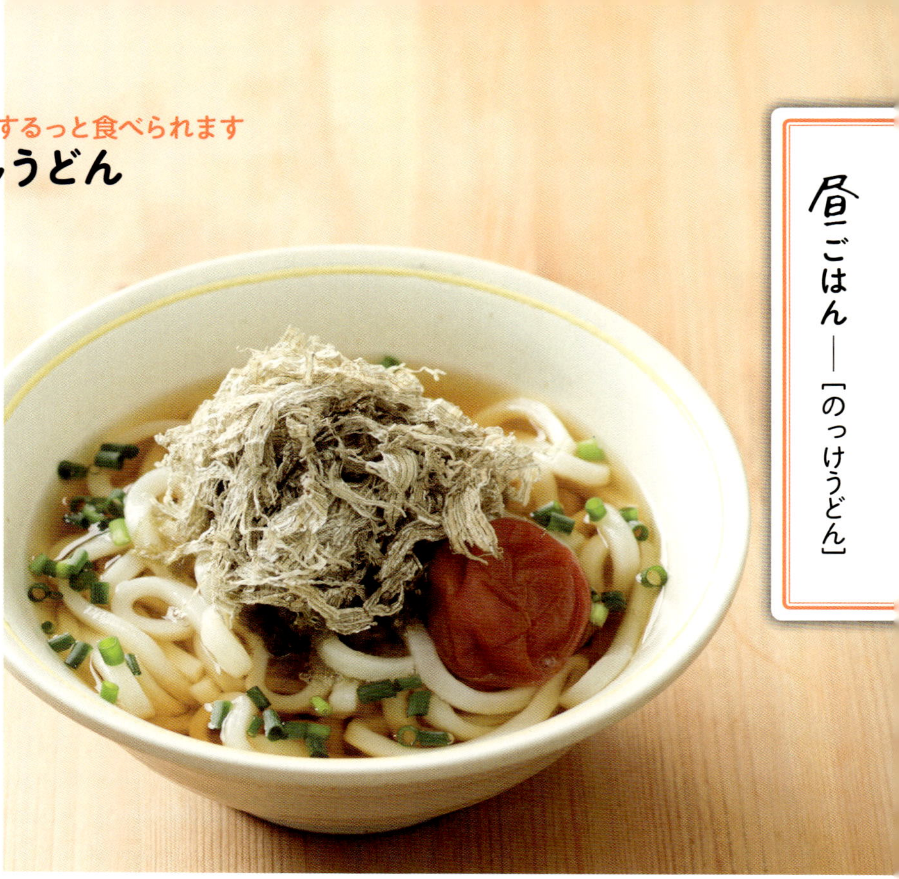

材料（1人分）

とろろ昆布 ……………… ふたつまみ
梅干し ……………………………… 1個
うどん（冷凍） ……………………… 1袋
A { 水 ……………………… 1と½カップ
　 { めんつゆ（3倍濃縮）…… 大さじ2
万能ねぎ（小口切り）………… 少量

●1人分284kcal　塩分3.4g

作り方

1 うどんは電子レンジで表示時間通りに加熱して温め、器に盛る。

2 小鍋にAを煮立て、**1**にかける。とろろ昆布と梅干しをのせ、万能ねぎを散らす。

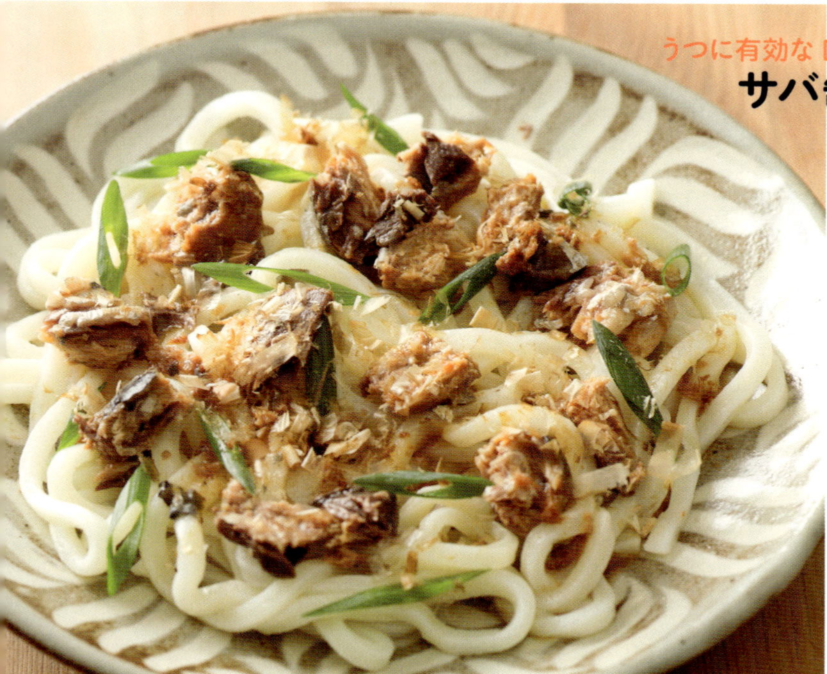

うつに有効なDHA、EPAを手軽なサバ缶で

サバ缶のぶっかけうどん

材料（1人分）

サバしょうゆ煮缶 …… ½缶(100g)
万能ねぎ ……………………………… 1本
削り節 ………………… 1パック（3g）
うどん（冷凍） ……………………… 1袋
ポン酢しょうゆ（市販）……… 適量

●1人分494kcal　塩分2.6g

作り方

1 万能ねぎは斜め切りにする。うどんは電子レンジで表示時間通りに加熱し、冷水で洗って水けをきり、器に盛る。

2 うどんにほぐしたサバ缶、万能ねぎをのせ、缶汁、ポン酢しょうゆをかけ、削り節をふる。

肉みそは多めに作ってごはんの友にしても

ジャージャーうどん

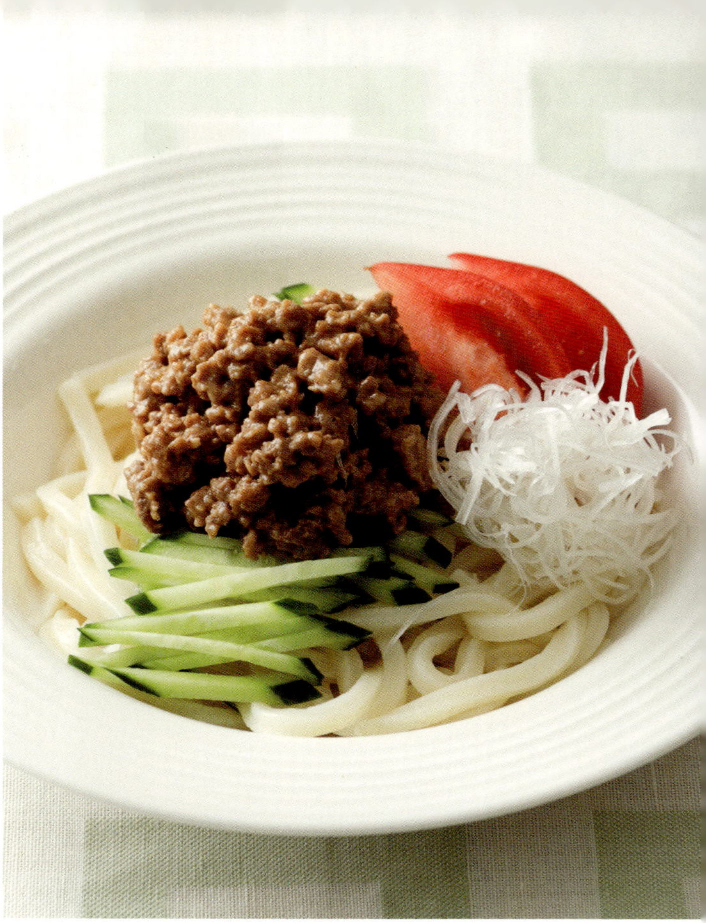

材料（1人分）

豚ひき肉 ……… 80g　トマト ……… ¼個
きゅうり ……… ¼本　長ねぎ ……… 5cm
うどん（冷凍）…… 1袋
A ｛ごまドレッシング（市販）……… 大さじ2
　　みそ ……… 大さじ1
　　おろしにんにく ……… 少量
ごま油 ……… 小さじ1

●1人分 565kcal　塩分 2.2g

作り方

1 トマトはくし形に切る。きゅうりは斜め薄切りにしてからせん切りに、長ねぎはせん切りにして水にさらし、水けを絞る。
2 フライパンにごま油を熱し、ひき肉を炒める。ぽろぽろになったらAを加えて混ぜる。
3 うどんは電子レンジで表示時間通りに加熱し、冷水で洗って水けをきり、器に盛る。トマト、きゅうり、長ねぎ、**2**の肉みそをのせる。

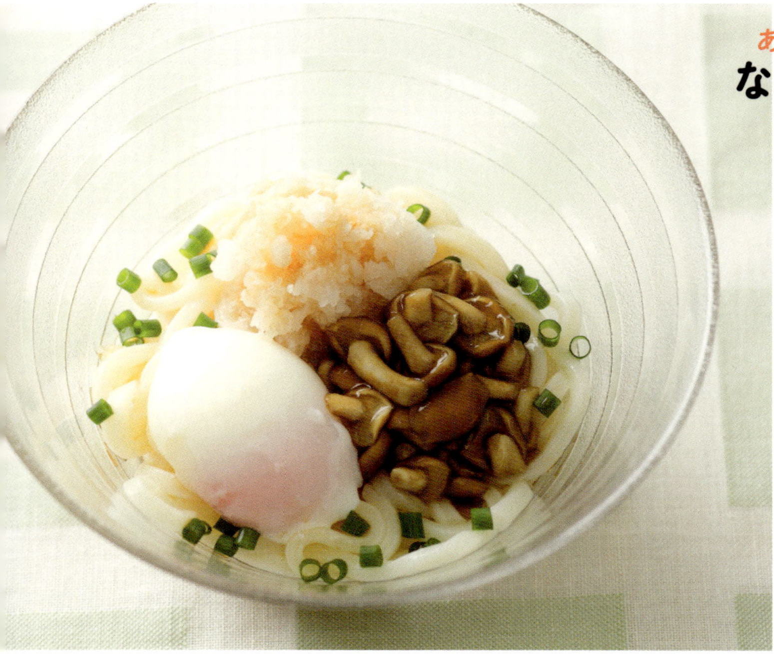

あっさり味は、食欲のないときにもおすすめ

なめこおろしぶっかけうどん

材料（1人分）

なめこ ……… ½袋　大根おろし …… ½カップ
温泉卵（市販）… 1個　うどん（冷凍）……… 1袋
A ｛冷水 ……… ¼カップ
　　めんつゆ（3倍濃縮）……… 大さじ1
万能ねぎ（小口切り）……… 少量

●1人分 378kcal　塩分 1.6g

作り方

1 なめこはさっとゆでて水にとり、水けをきる。うどんは電子レンジで表示時間通りに加熱し、冷水で洗って水けをきり、器に盛る。大根おろしは軽く水けをきる。
2 うどんになめこ、大根おろし、温泉卵をのせ、合わせたAをかけ、万能ねぎを散らす。

ポテサラサンド

材料（1人分）

ポテトサラダ（市販）……70g
魚肉ソーセージ……¼本
レタス……1枚
食パン（8枚切り）……2枚

●1人分380kcal　塩分2.0g

作り方

1 食パンはトーストする。ソーセージは縦4等分に切る。レタスはちぎる。
2 食パンにポテトサラダ、ソーセージ、レタスをのせてはさみ、食べやすく切る。

市販のポテサラを使って。
ソーセージを加えて
栄養価をアップ

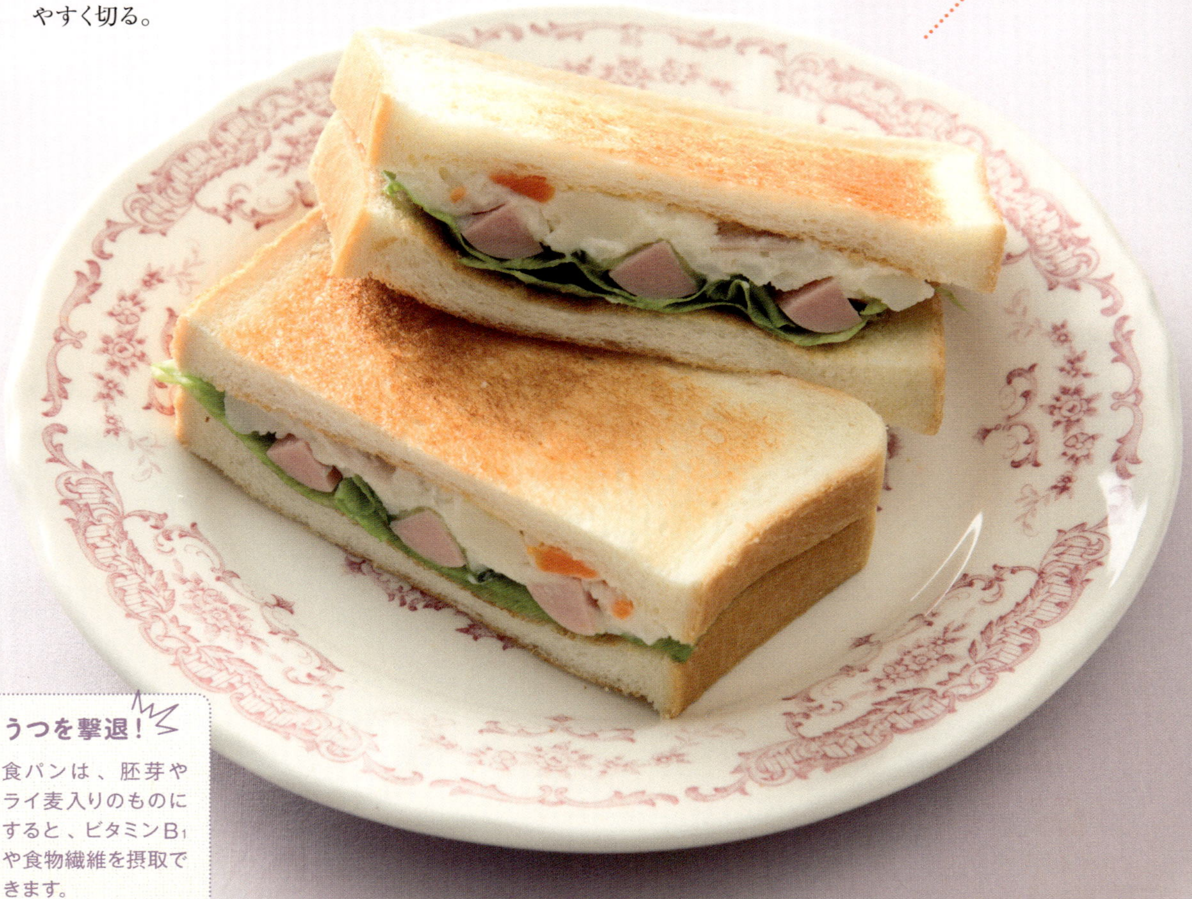

うつを撃退！

食パンは、胚芽やライ麦入りのものにすると、ビタミンB_1や食物繊維を摂取できます。

ツナが辛みをマイルドに。
にらは仕上げに加えて、
ひと炒めすればOK

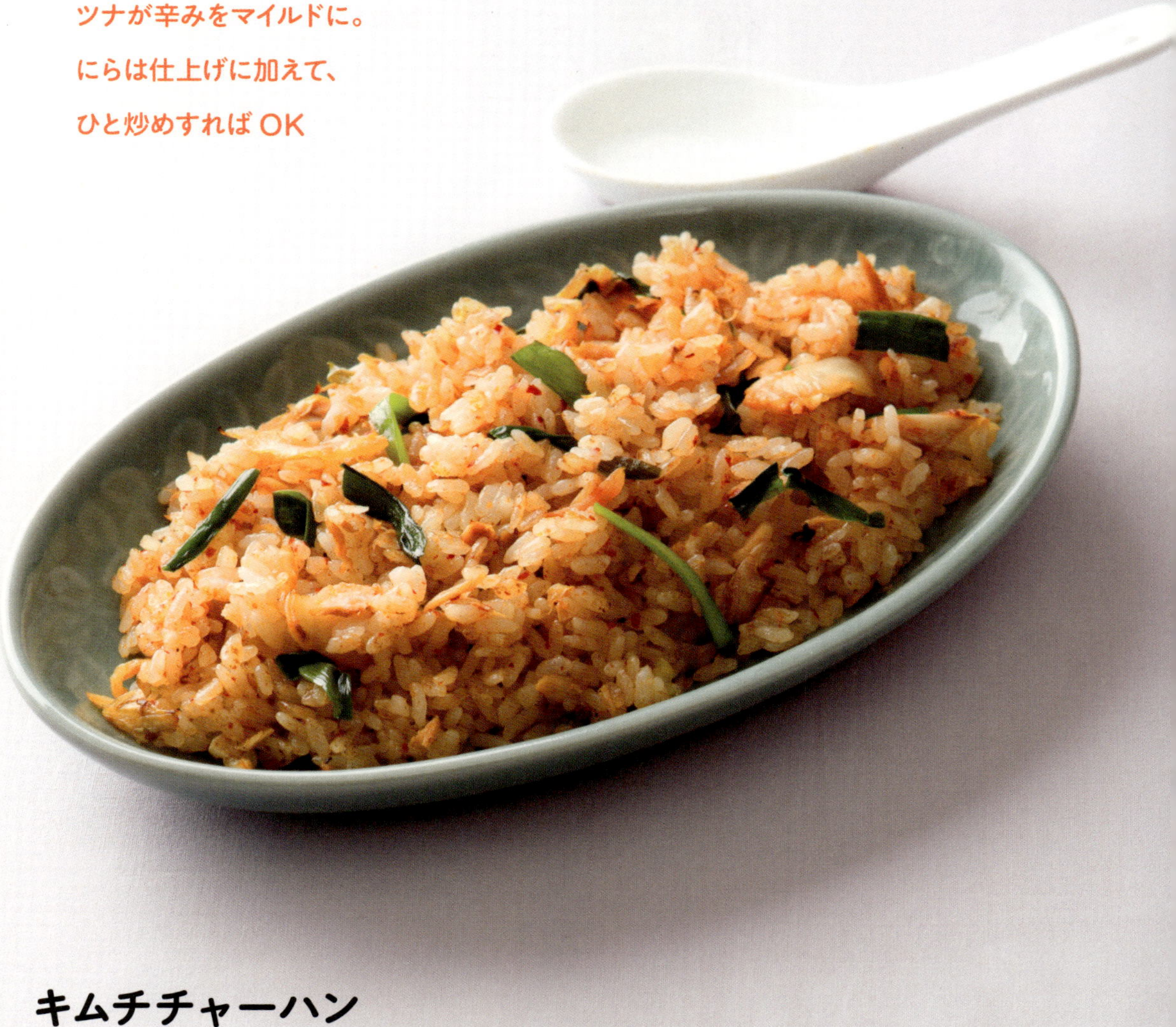

キムチチャーハン

材料（1人分）

- 白菜キムチ …… 50g
- ツナ缶 …… 小1/4缶（20g）
- にら …… 10g
- ごはん …… 茶碗1杯分（150g）
- 塩、こしょう …… 各少量
- ごま油 …… 小さじ1

●1人分372kcal　塩分2.1g

作り方

1 キムチは小さめのひと口大に切り、漬け汁は絞ってとっておく。にらは3～4cm長さに切る。ツナは軽く缶汁をきる。
2 フライパンにごま油を熱し、キムチとツナを炒める。ごはんを加えてさらに炒め、漬け汁、塩、こしょうで味をととのえる。
3 にらを加えてひと炒めする。

うつを撃退！

ごはんを玄米にかえれば、食物繊維がたっぷりとれます。玄米が苦手な人も、チャーハンならぐっと食べやすく。

野菜がシャキシャキ、
サラダ感覚の
ヘルシーパスタ

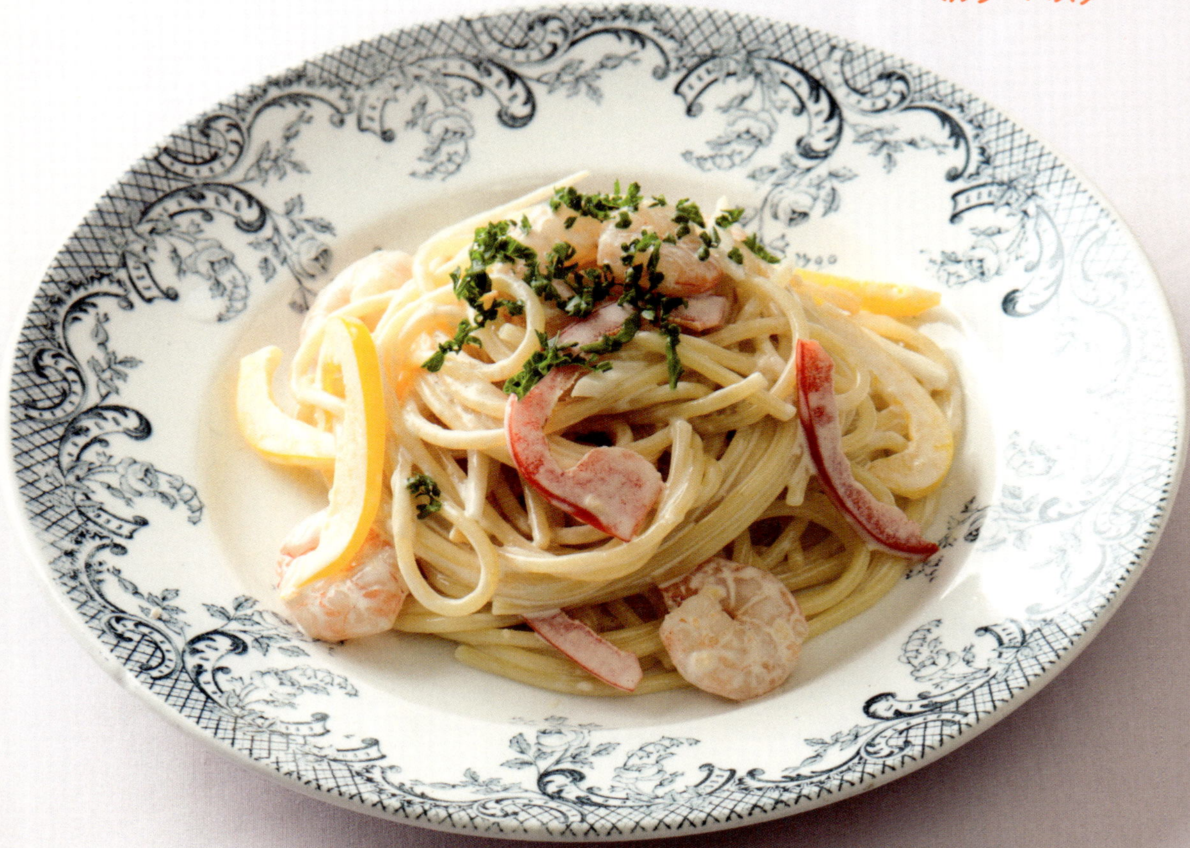

えびマヨスパゲッティ

材料（1人分）

むきえび……50g
玉ねぎ……⅛個
パプリカ（赤・黄）……合わせて30g
スパゲッティ（乾）……80g
A マヨネーズ……大さじ3
A しょうゆ……小さじ⅔
A おろしにんにく……少量
パセリ（みじん切り）……少量

●1人分585kcal　塩分1.6g

作り方

1 スパゲッティは塩適量（分量外）を加えた湯でゆでる。ゆで上がり3～4分前にえびを加えて一緒にゆでる。
2 玉ねぎ、パプリカは薄切りにする。
3 **1**がゆで上がったらざるに上げ、水けをきってボウルに移し、**2**、Aを加えて混ぜる。器に盛り、パセリをふる。

うつを撃退！

パプリカの鮮やかな色は、見た目のおいしさをアップ。また、この色素成分は、抗酸化作用の強いファイトケミカルを豊富に含みます。

ほたての和風スパゲッティ

材料（1人分）

ほたて缶（ほぐし身）…… 小1缶（70g）
スパゲッティ（乾）…… 80g
塩、こしょう、わさび …… 各少量
刻みのり …… 適量

●1人分377kcal　塩分1.7g

作り方

1 スパゲッティは塩適量（分量外）を加えた湯でゆでる。
2 ゆで上がったらざるに上げ、水けをきってボウルに移し、ほたて缶を缶汁ごと加えて混ぜる。塩、こしょう、わさびで味をととのえ、器に盛り、のりをのせる。

神経伝達物質の原料となるアスパラギン酸が豊富なほたて。うまみもたっぷりです

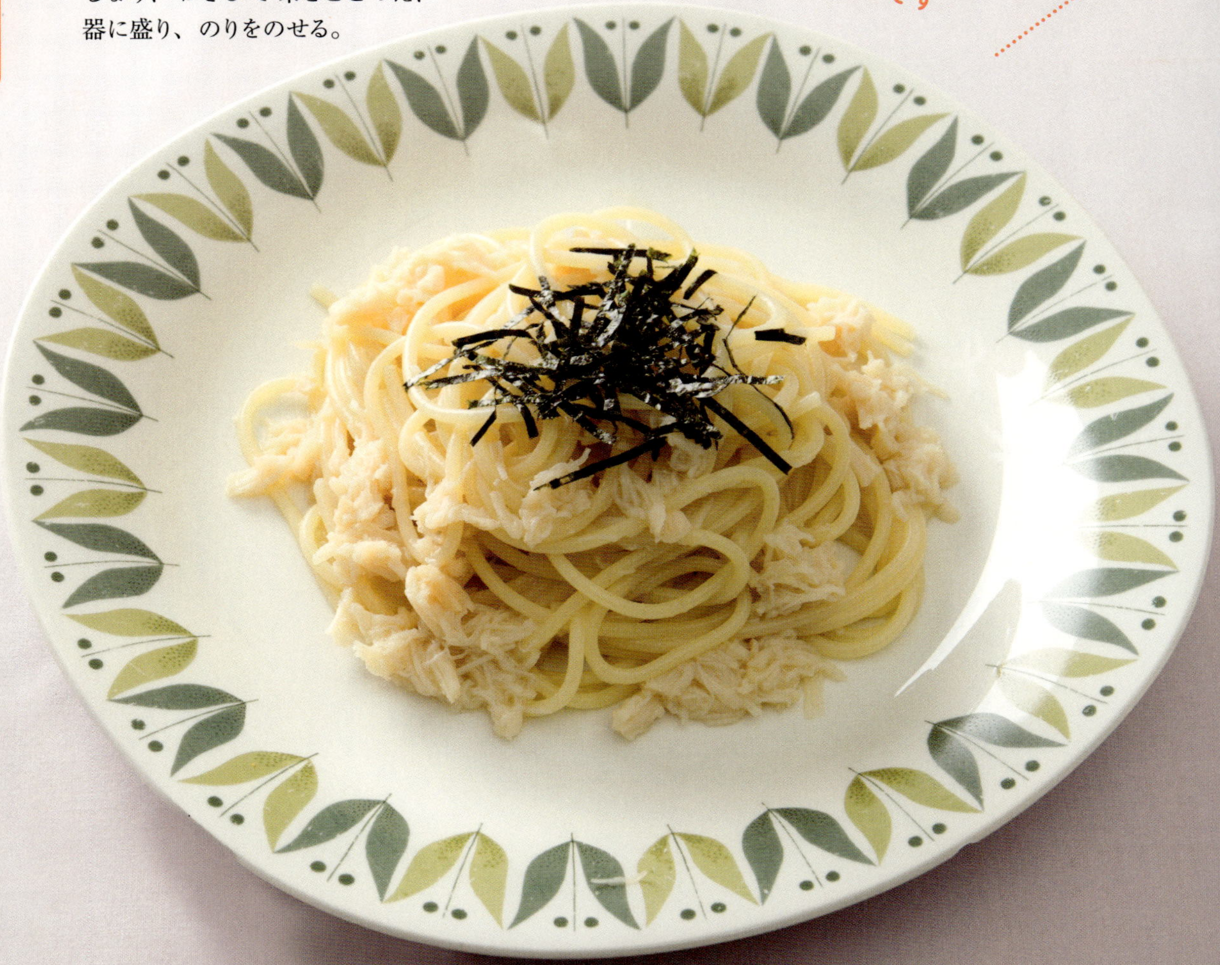

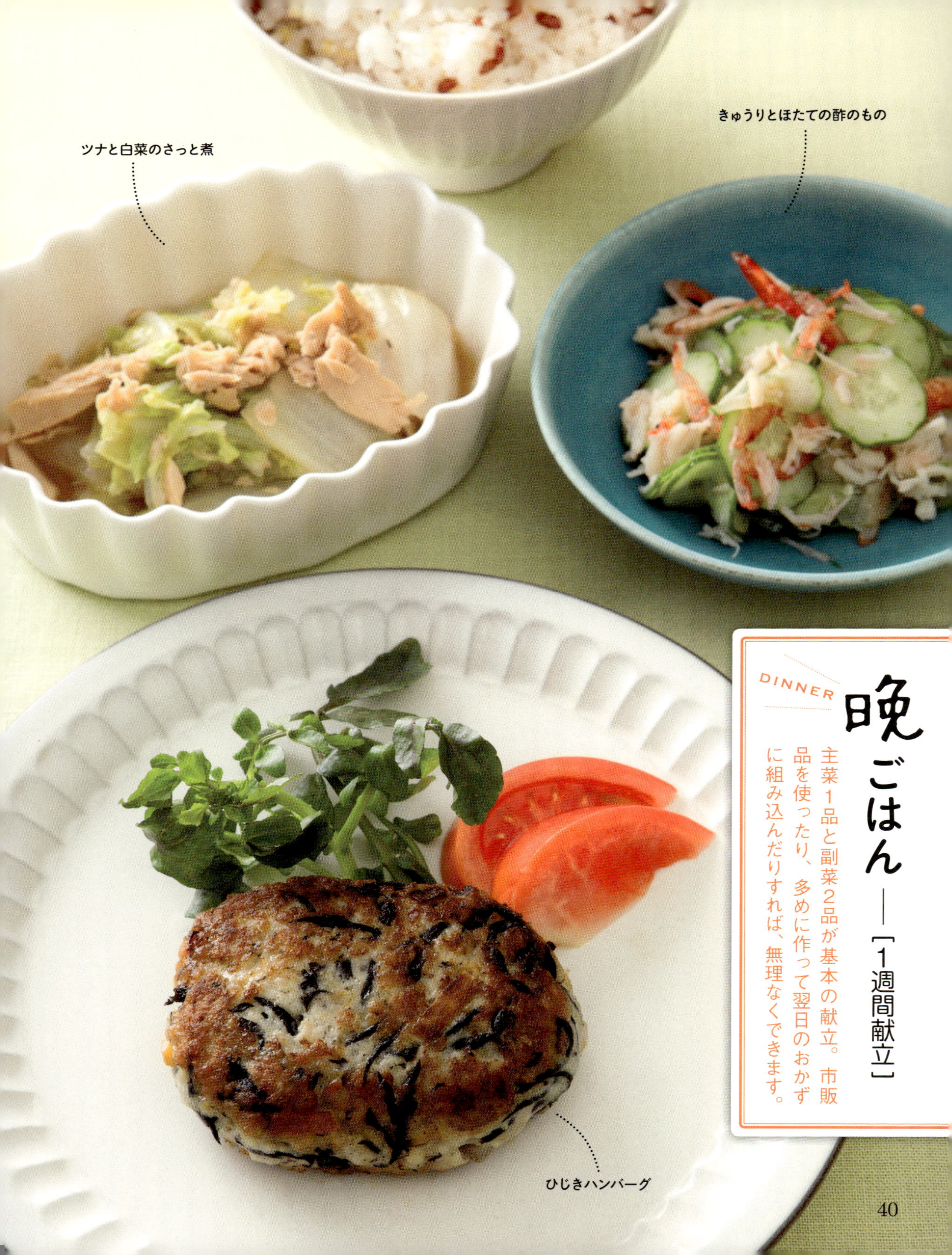
ツナと白菜のさっと煮
きゅうりとほたての酢のもの
ひじきハンバーグ

DINNER

晩ごはん ―【1週間献立】

主菜1品と副菜2品が基本の献立。市販品を使ったり、多めに作って翌日のおかずに組み込んだりすれば、無理なくできます。

1日目

栄養豊富なひじきをハンバーグに混ぜ込んで、目先を変えた一品に。ツナ缶、ほたて缶を使った副菜を組み合わせた、良質なたんぱく質がしっかりとれる献立です。

【1食分】

エネルギー	686kcal
塩分	3.3g

ひじきハンバーグ

市販品を使ってお手軽に！

材料（1人分）

ひじきの煮もの（市販）…… 30g
鶏ひき肉 …… 70g
A ｛溶き卵 …… 小さじ2
パン粉 …… 大さじ2
塩、こしょう …… 各少量｝
オリーブオイル …… 小さじ1
クレソン …… 少量
トマト（くし形に切る）…… ¼個

●1人分220kcal　塩分1.3g

作り方

1 ボウルにひじきとひき肉、Aを入れてよく練り混ぜ、小判形に成形する。
2 フライパンにオリーブオイルを熱して1を入れ、焼き色がついたら裏返す。ふたをして弱火でさらに4〜5分、蒸し焼きにする。
3 器に盛り、クレソンとトマトを添える。

ツナと白菜のさっと煮

材料（1人分）

ツナ缶 …… 60g
白菜 …… 1枚（100g）
しょうゆ、酒 …… 各小さじ½

●1人分191kcal　塩分1.0g

作り方

1 ツナは軽く缶汁をきる。白菜は3cm幅に切る。
2 鍋にすべての材料を入れて火にかけ、ふたをして10分ほど蒸し煮にする。

きゅうりとほたての酢のもの

材料（1人分）

ほたて缶（ほぐし身）…… ⅓缶
きゅうり …… ½本
桜えび …… 大さじ1
酢 …… 小さじ1
塩 …… 少量

●1人分32kcal　塩分1.0g

作り方

1 きゅうりは薄い輪切りにする。
2 ボウルにきゅうり、ほたて缶、桜えびを入れて混ぜ、ほたて缶の缶汁と酢、塩を加えて混ぜる。

雑穀ごはん

●1人分150g　243kcal　塩分0g

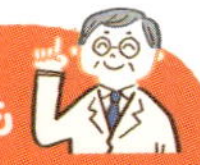

こんなアレンジも

ハンバーグにするのが面倒なら、市販のひじき煮と鶏ひき肉を炒め合わせるだけでも。ひじき煮は卵焼きに加えたり、ごはんに混ぜたりと重宝です。

うつを撃退！

主菜、副菜に海藻や野菜を組み込んで、食物繊維をたっぷりとりましょう。腸内環境がととのうことで、ストレス対策につながります。ごはんも白米より、ミネラル豊富な玄米や雑穀ごはんがおすすめです。

2日目

彩りのよい野菜たっぷりのひと皿に、箸がすすみます。野菜の色素成分には、体の調整機能を持つファイトケミカルも豊富。市販のポテサラも、ゆで卵を加えて栄養価アップ！

【1食分】

エネルギー	757 kcal
塩分	3.6 g

サバ缶とピーマンの炒めもの

オイスターソースでうまみたっぷり

材料（1人分）

サバ水煮缶 ……… ½缶（80g）
ピーマン ……… 1個
パプリカ（赤・黄） ……… 合わせて½個
A ｛オイスターソース ……… 大さじ½
　　酒 ……… 小さじ1
ごま油 ……… 少量

●1人分 248kcal　塩分 1.8g

作り方

1 ピーマン、パプリカは5mm幅の細切りにする。
2 フライパンにごま油を熱し、**1**を炒め、しんなりしたらサバを加えてさらに炒める。Aをまわし入れ、味をととのえる。

エッグポテトサラダ

材料（1人分）

ポテトサラダ（市販） ……… 70g
卵 ……… 1個
サラダ油 ……… 少量

●1人分 237kcal　塩分 0.6g

作り方

1 フライパンにサラダ油を熱し、溶きほぐした卵を流し入れてぽろぽろになるまで炒める。
2 ポテトサラダに加えて混ぜる。

わかめと長ねぎの酢のもの

材料（1人分）

カットわかめ（乾） ……… 大さじ1
長ねぎ ……… ½本
しらす干し ……… 大さじ1と½
A ｛おろししょうが、酢、しょうゆ ……… 各少量

●1人分 29kcal　塩分 1.2g

作り方

1 わかめはたっぷりの水につけてもどし、水けをきる。長ねぎは3cm長さに切り、4〜5分ゆでて水にとり、しっかりと水けをきる。
2 ボウルにわかめ、長ねぎ、しらすを入れ、Aを加えて混ぜる。

雑穀ごはん

●1人分 150g　243kcal　塩分 0g

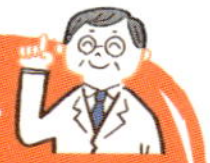

こんな野菜でも…

ピーマンやパプリカのかわりに、チンゲン菜や小松菜などの青菜を使うのもおすすめ。サバとの相性もよく、不足しがちな葉酸を補えます。

うつを撃退！

精神疾患の予防・治療に効果的といわれるDHAやEPAなどのn-3系不飽和脂肪酸は、青背の魚の脂に多く含まれます。この脂を手軽にとれるのが調理済みのサバやサンマの缶詰。良質なたんぱく質が合わせてとれるのも◎。

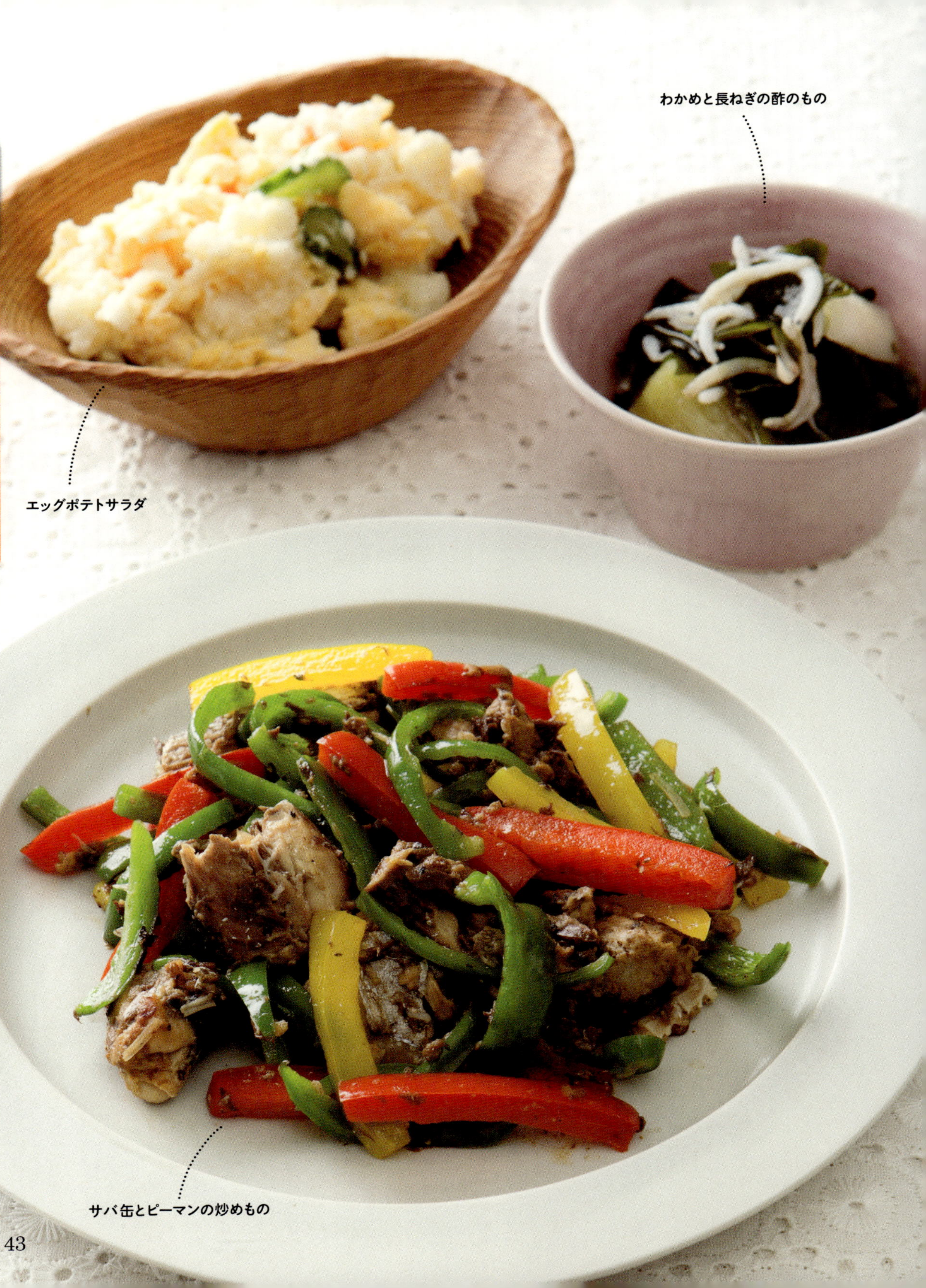
わかめと長ねぎの酢のもの
エッグポテトサラダ
サバ缶とピーマンの炒めもの

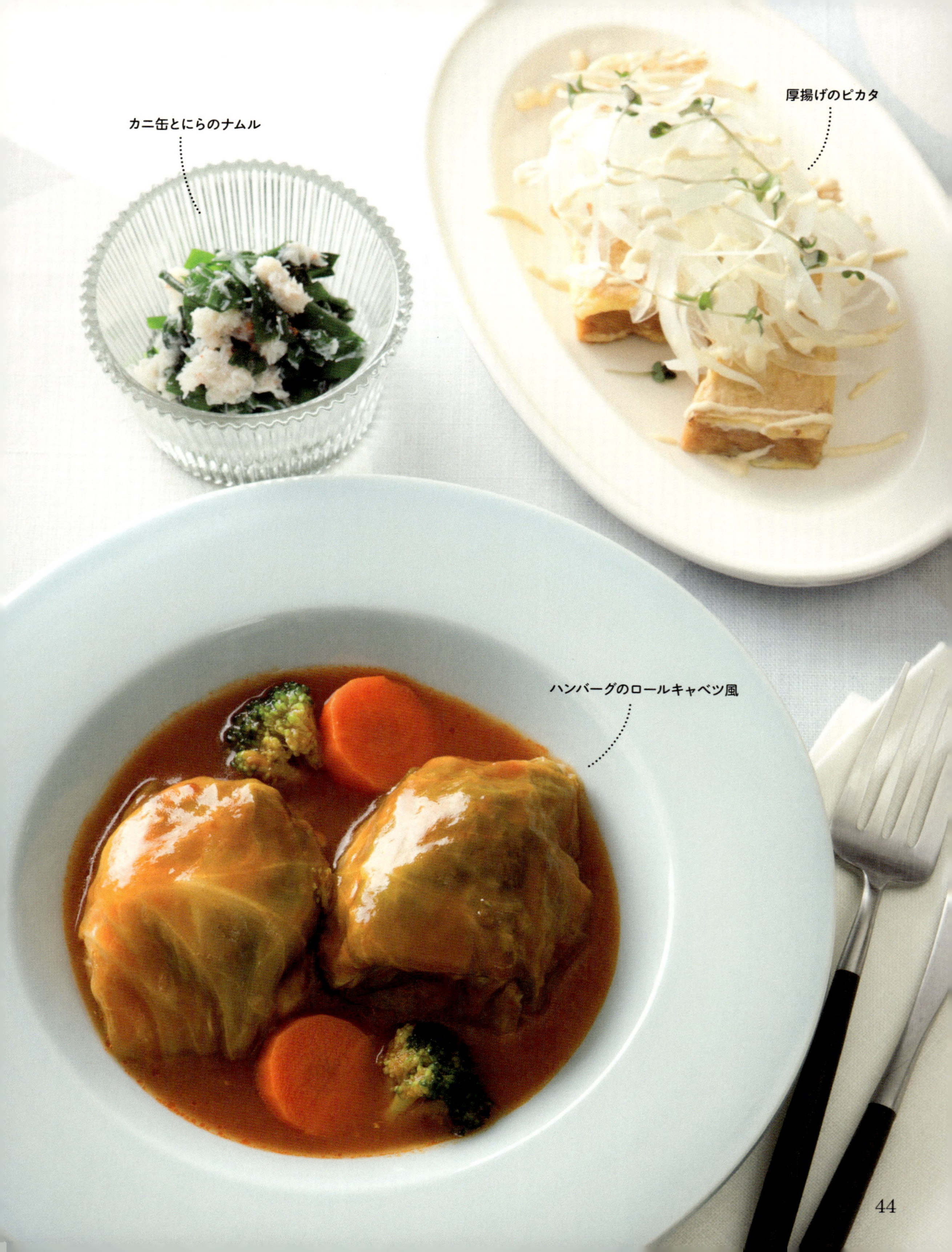
カニ缶とにらのナムル
厚揚げのピカタ
ハンバーグのロールキャベツ風

ハンバーグのロールキャベツ風

材料（1人分）

ハンバーグ（冷凍）……小2個（70g）
キャベツ……2枚
トマト（輪切り）……2枚
玉ねぎ（輪切り）……2枚
スライスチーズ……1枚
A｛水……¾カップ
固形スープの素……½個
トマトケチャップ……大さじ1
塩、こしょう……各少量｝
にんじん（1cm輪切り）……2枚
ブロッコリー……2房

●1人分271kcal　塩分2.1g

作り方

1 キャベツはさっとゆで、芯の厚い部分をそぐ。チーズは半分に切る。
2 キャベツの葉を広げ、ハンバーグ、チーズ、トマト、玉ねぎを順にのせて包む。
3 小鍋にAを煮立て、**2**とにんじんを入れて12～13分煮る。ブロッコリーを加え、さらに2～3分煮る。

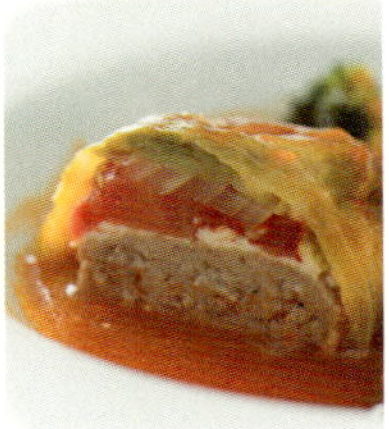

野菜もたっぷりとれますよ！

厚揚げのピカタ

材料（1人分）

厚揚げ……⅓枚（約70g）
玉ねぎ……⅙個
溶き卵……⅓個分
A｛マヨネーズ……大さじ½
しょうゆ……少量｝
サラダ油……少量
貝割れ（根元を落とす）……少量

●1人分244kcal　塩分0.9g

作り方

1 玉ねぎは薄切りにする。Aは合わせておく。
2 フライパンにサラダ油を熱し、厚揚げに溶き卵をからめて入れる。両面をこんがりと焼き、2cm角に切って器に盛る。
3 玉ねぎ、貝割れをのせ、Aをかける。

カニ缶とにらのナムル

材料（1人分）

カニ缶（ほぐし身）……小½缶（30g）
にら……⅓束
A｛ごま油、レモン汁
……各少量｝

●1人分67kcal　塩分0.5g

作り方

1 にらは3cm長さに切って、30秒ほどゆでて水にとり、水けを絞る。
2 ボウルにカニ缶とにら、Aを入れて混ぜる。

雑穀ごはん

●1人分150g　243kcal　塩分0g

3日目

手間のかかるロールキャベツは冷凍ハンバーグを利用した簡単バージョンに。一緒にトマトを包みジューシーに仕上げます。アミノ酸豊富なチーズで、栄養価もうまみもプラスします。

【1食分】

エネルギー	825 kcal
塩分	3.5 g

さらに手間なく…

冷凍ハンバーグとキャベツ、トマトを包まずに煮込むのも手。シチュー風の仕上がりになります。スライスチーズのかわりに粉チーズをふって。

うつを撃退！

副菜に使った厚揚げは、抗うつ効果があるとされる必須アミノ酸、メチオニンやトリプトファンを含みます。さらに、生の玉ねぎに含まれるアリシンは、不足しがちなビタミンB_1の働きを助けます。

4日目

ビタミンB群や不飽和脂肪酸、良質なたんぱく質を含むブリを主菜にした献立。甘辛味で、ごはんによく合います。サラダと煮もので、野菜もたっぷり補給しましょう。

【1食分】
エネルギー 717 kcal
塩分 3.8 g

ホッとする 定番の和食メニュー

ブリの照り焼き

材料（1人分）

ブリ……1切れ
小麦粉……少量
A｛しょうゆ、みりん、酒……各小さじ2
サラダ油……少量
ししとう……2本
青じそ……1枚

●1人分337kcal　塩分1.8g

作り方

1 ブリは小麦粉をまぶす。
2 フライパンにサラダ油を熱し、ししとうをさっと炒めて取り出す。続いてブリを入れ、両面をこんがり焼いてAを加え、軽く煮詰めながらからめる。青じそとともに器に盛り、ししとうを添える。

里いものそぼろ煮

材料（1人分）

里いも（冷凍）……4個
にんじん……1cm
鶏ひき肉……20g
A｛水……1カップ
　めんつゆ（3倍濃縮）……大さじ2

●1人分93kcal　塩分1.3g

作り方

1 にんじんは2～3mm厚さの輪切りにし、4等分に切る。
2 小鍋にAとひき肉を入れてほぐし、煮立てる。里いもとにんじんを加え、15分ほど煮る。

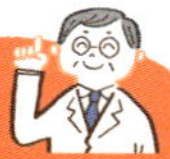

おいしく作るコツ

そぼろ煮は最初に作って、食べる直前に温め直していただきましょう。できたてよりもしっかりと味のしみた、おいしい煮ものになります。

大根と水菜のサラダ

材料（1人分）

大根……1cm
にんじん……1cm
水菜……小½株
好みのドレッシング（市販）……適量

●1人分44kcal　塩分0.7g

作り方

1 大根、にんじんは細切りに、水菜は4cm長さに切る。合わせて器に盛り、ドレッシングをかける。

うつを撃退！

うつ病の方は肥満になりやすい傾向があるので、エネルギーオーバーに注意を。かみごたえのある根菜のサラダは、満腹感が得やすく、食べすぎを防ぎます。さらに海藻を加えると鉄や亜鉛などのミネラルや食物繊維もたっぷりとれる一品に。

雑穀ごはん

●1人分150g　243kcal　塩分0g

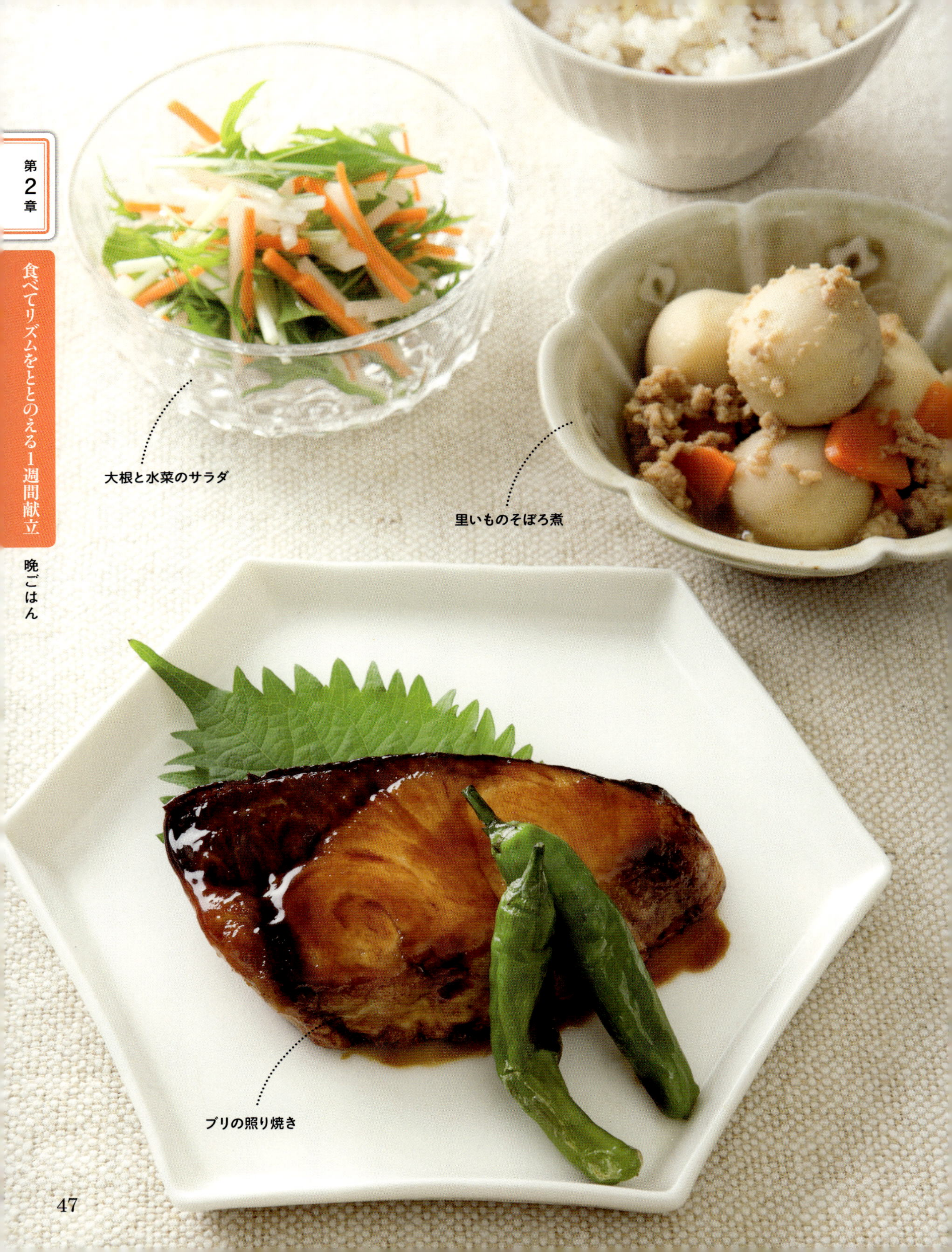
大根と水菜のサラダ
里いものそぼろ煮
ブリの照り焼き

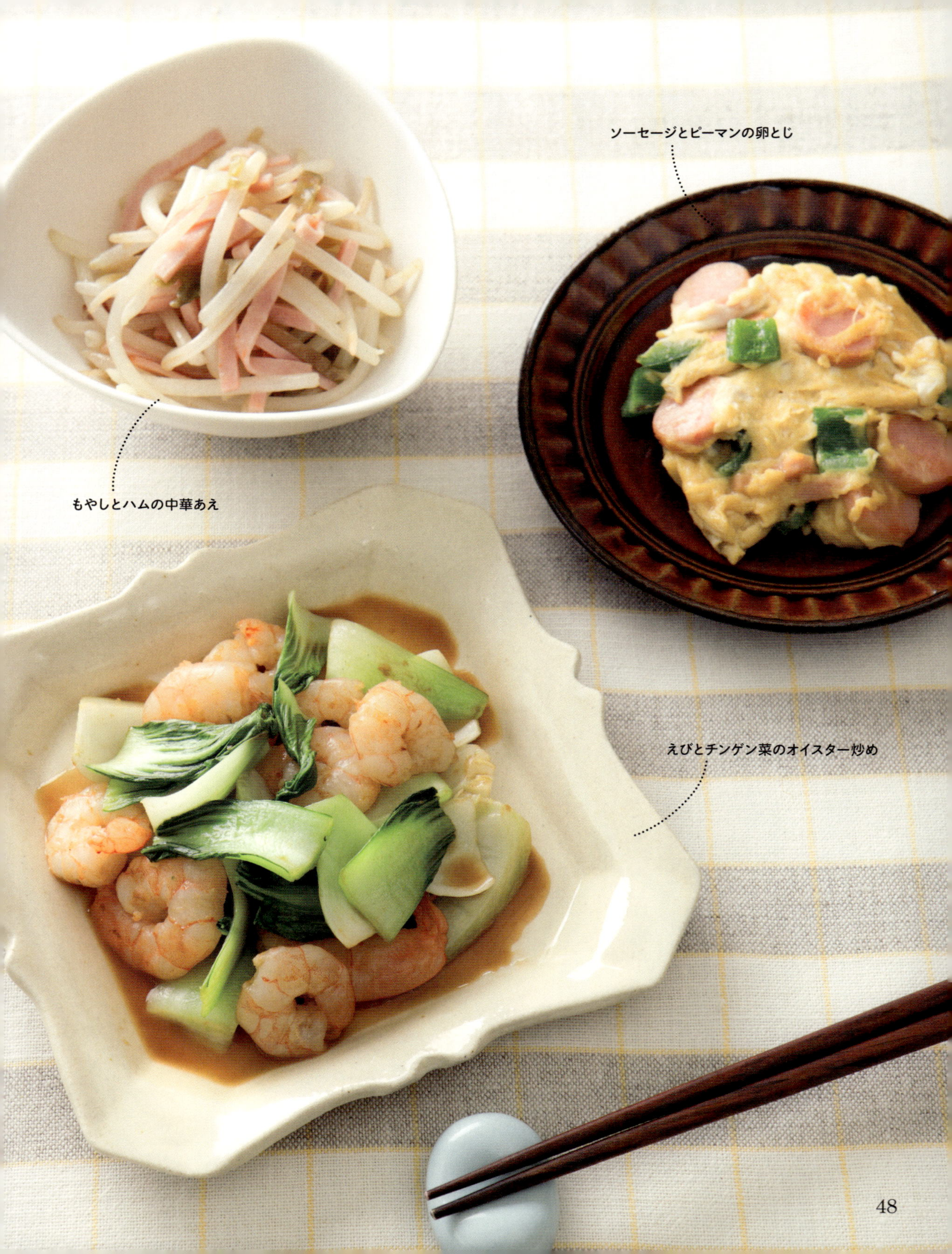
ソーセージとピーマンの卵とじ
もやしとハムの中華あえ
えびとチンゲン菜のオイスター炒め

えびとチンゲン菜のオイスター炒め

材料（1人分）

むきえび……60g
チンゲン菜……½株（50g）
A { オイスターソース、酒……各小さじ1
　　おろししょうが、酢、塩、こしょう……各少量 }
サラダ油……少量

●1人分124kcal　塩分1.6g

作り方

1 チンゲン菜はざく切りにする。
2 フライパンにサラダ油を熱し、えびを炒める。色が変わったらチンゲン菜を加えてさらに炒め、Aを加えてひと炒めする。

ソーセージとピーマンの卵とじ

材料（1人分）

魚肉ソーセージ……¼本
ピーマン……¼個
卵……1個
しょうゆ、サラダ油……各少量

●1人分147kcal　塩分1.0g

おべんとうの
おかずにもぴったり

作り方

1 ソーセージは輪切り、ピーマンは2cm角に切る。卵は溶きほぐす。
2 フライパンにサラダ油を熱し、ソーセージとピーマンを炒め、ピーマンがしんなりしたらしょうゆを加える。
3 溶き卵をまわし入れて好みの加減に火を通す。

もやしとハムの中華あえ

材料（1人分）

もやし……½袋
ハム……1枚
ザーサイ（びん詰め）……10g
A { 塩、こしょう、ラー油、ごま油……各少量 }

●1人分104kcal　塩分2.3g

作り方

1 もやしはさっとゆでて水けをきる。ハム、ザーサイは細切りにする。
2 ボウルに**1**を入れ、Aを加えてあえる。

雑穀ごはん

●1人分150g　243kcal　塩分0g

5日目

たんぱく質はさまざまな食材からとるのが理想。えびやソーセージ、ハム、卵を使い、アミノ酸バランスのよい献立に。加工品は高塩分なので、カリウム豊富な野菜を合わせます。

【1食分】

エネルギー	618 kcal
塩分	4.9 g

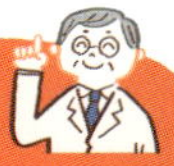

えびのかわりに…

冬ならえびをかきにかえても。鉄や亜鉛などのミネラルがより多くとれます。いかや厚揚げなどでもよく合います。

うつを撃退！

チンゲン菜や小松菜などの葉野菜には、うつ病の人がしっかりとりたい葉酸が豊富に含まれています。毎日の食事に積極的に組み込みましょう。ごはんは雑穀ごはんに。ビタミンや食物繊維が白米より多くとれるうえ、食後の急激な血糖値の上昇も防ぎます。

6日目

主菜は豚肉と高菜漬けを炒めて、味つけいらずの手軽なひと皿に。季節の青菜のおひたしは、簡単できちんと栄養もとれるお助けメニュー。おかかやしらすなどで目先を変えて。

【1食分】

エネルギー	682 kcal
塩分	2.9 g

豚肉と高菜の炒めもの

豚肉と高菜漬けは相性抜群

材料（1人分）

豚こま切れ肉……80g
高菜漬け（市販）……25g
サラダ油……少量

●1人分209kcal　塩分1.6g

作り方

1 高菜漬けは細切りにする。
2 フライパンにサラダ油を熱し、豚肉を炒め、色が変わったら**1**を加えてさらに炒める。

油揚げのピザ風

材料（1人分）

油揚げ……1枚
ツナ缶……大さじ1
しょうゆ……少量
ピザ用チーズ……大さじ1と½

●1人分213kcal　塩分0.8g

作り方

1 油揚げは片面にしょうゆを塗り、半分に切る。
2 しょうゆを塗った面に缶汁をきったツナ、チーズをのせ、オーブントースターでこんがりするまで焼く。

チンゲン菜のおひたし

材料（1人分）

チンゲン菜……小1株
しょうゆ、削り節……各少量

●1人分17kcal　塩分0.5g

作り方

1 チンゲン菜はざく切りにして2分ほどゆで、水にとり、水けを絞って器に盛る。
2 しょうゆをかけ、削り節をふる。

雑穀ごはん

●1人分150g　243kcal　塩分0g

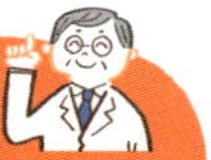

＋1 アイディア

主菜の炒めものに、ビタミンDを含むきのこ類を加えても。仕上げに白いりごまをふれば、香ばしさがプラスされ、ビタミンやミネラルもアップ。

うつを撃退！

豚肉は毎日しっかりとりたいビタミンB_1と同時に、神経伝達物質の原料となる各種アミノ酸の供給源に。脂肪の少ない部位のほうが、アミノ酸がしっかりとれるし、エネルギーオーバーの心配もありません。

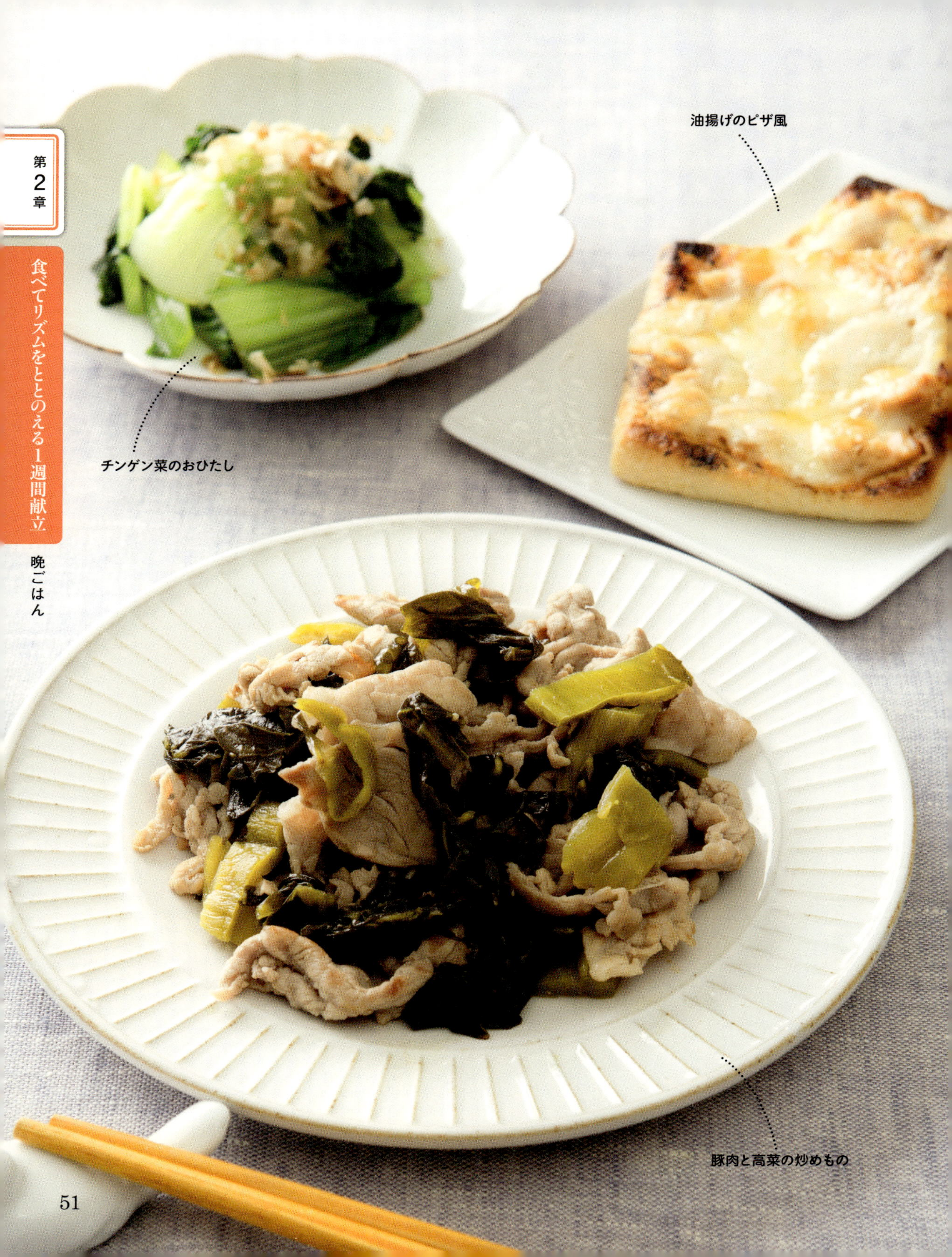
油揚げのピザ風
チンゲン菜のおひたし
豚肉と高菜の炒めもの

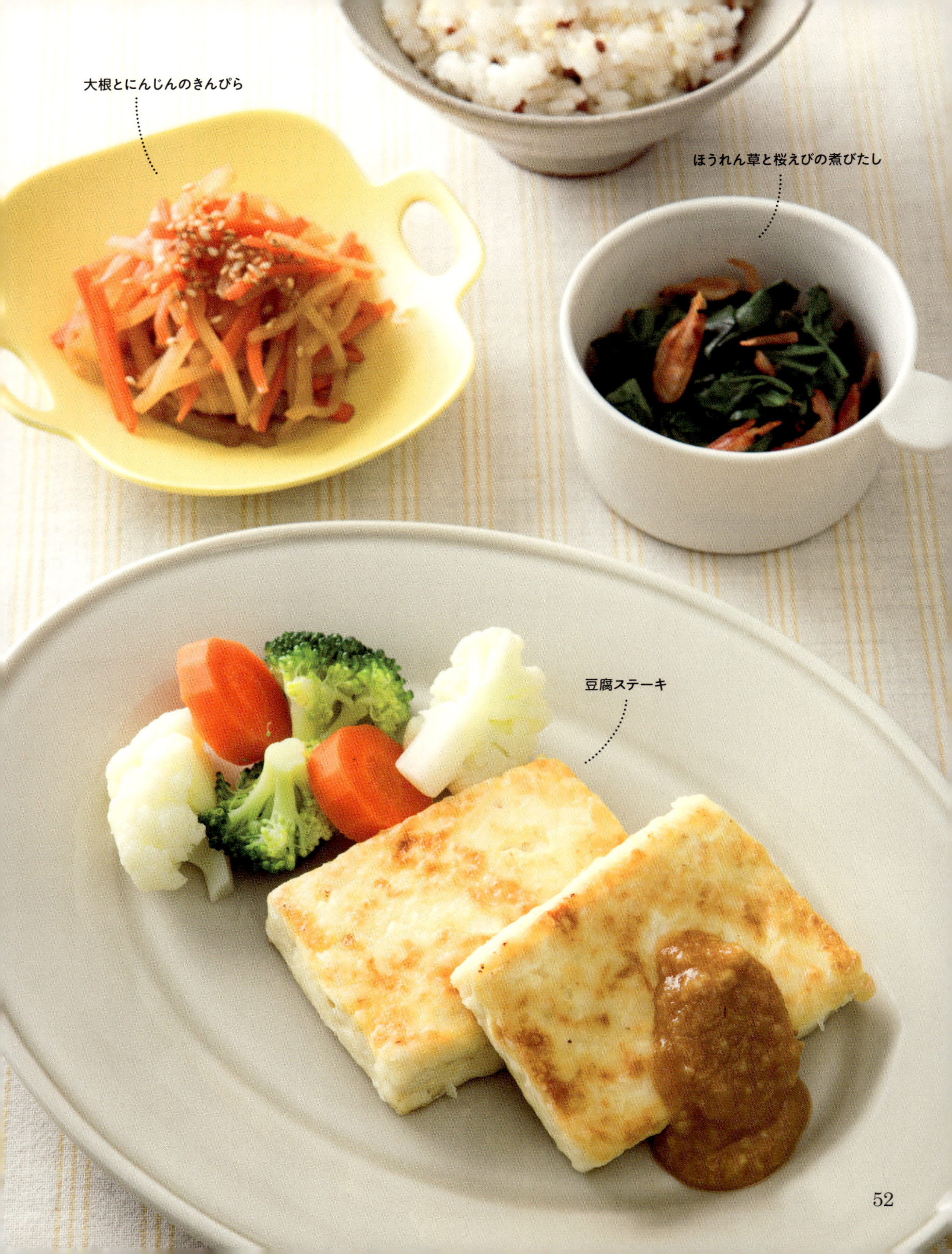
大根とにんじんのきんぴら
ほうれん草と桜えびの煮びたし
豆腐ステーキ

豆腐ステーキ

しっかり水きりして香ばしく焼きます

材料（1人分）

豆腐（木綿）……… $\frac{1}{2}$丁
塩、こしょう、小麦粉 … 各少量
A ｛みそ ……… 大さじ$\frac{1}{2}$
　　砂糖、酢 …… 各小さじ1弱
　　しょうゆ ……… 小さじ$\frac{1}{2}$弱
　　ラー油 ……… 少量
サラダ油 ……… 小さじ2
にんじん（1cm厚さの輪切り）
……… 2切れ
ブロッコリー、カリフラワー（それぞれ半分に切る）…… 各1房

●1人分273kcal　塩分2.2g

作り方

1 豆腐は厚みを半分に切り、2～3枚重ねたキッチンペーパーで包んで10分ほどおいて水きりをする。野菜はそれぞれゆでるか電子レンジで加熱して火を通す。Aは合わせておく。
2 豆腐に塩、こしょうをふり、小麦粉をまぶす。フライパンにサラダ油を熱して豆腐を入れ、両面をこんがりと焼く。
3 **1**の野菜とともに器に盛り、Aのたれをかける。

大根とにんじんのきんぴら

材料（1人分）

大根 ……… 2cm
にんじん ……… 2cm
A ｛砂糖、しょうゆ …… 各小さじ1
サラダ油 ……… 少量
白いりごま ……… 少量

●1人分97kcal　塩分0.9g

作り方

1 大根、にんじんは細切りにする。
2 フライパンにサラダ油を熱し、**1**を炒め、しんなりしたらAを加えてさらに炒める。器に盛り、ごまをふる。

ほうれん草と桜えびの煮びたし

材料（1人分）

ほうれん草 ……… $\frac{1}{4}$束
桜えび ……… 大さじ1
A ｛水 ……… $\frac{1}{4}$カップ
　　めんつゆ（3倍濃縮）…… 小さじ1

●1人分28kcal　塩分0.6g

作り方

1 ほうれん草は3cm長さに切る。
2 小鍋にAを煮立て、**1**と桜えびを入れ、さっと煮る。

雑穀ごはん

●1人分150g　243kcal　塩分0g

7日目

豆腐も良質なたんぱく源。水けをしっかりきって使えば、低エネルギーでも食べごたえのあるメニューになります。きんぴらや煮びたしは多めに作って常備菜にするのもおすすめです。

【1食分】

エネルギー	641 kcal
塩分	3.7 g

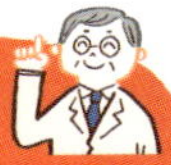

こんなアレンジも！

水きり不要の厚揚げを魚焼きグリルやオーブントースターでこんがりと焼いて、みそだれを添えても。きんぴらは、ごぼうやれんこんなどでもおいしくできます。

うつを撃退！

比較的低エネルギーで、良質なたんぱく源となる豆腐。不足するとうつ症状の出やすい亜鉛も取り入れることができます。ほうれん草の煮びたしは、鉄や食物繊維、葉酸などもとれるうえ、桜えびが入ることでカルシウムも補給できます。

知っておくと安心

外食・中食 メニュー選びのヒント

ひとり暮らしをされている方や、症状が重く、どうしても料理をする気が起きないときには、外食をしたり、市販のお惣菜やおべんとうを利用することもあるでしょう。
外食や中食は便利な反面、カロリーが高い、塩分や油脂分が多い、野菜が少ない…などの問題点も。メニューの選び方に工夫して不足しがちな栄養素を補い、バランスのよい食事をめざしましょう。

食事の回数に注意しましょう！

食事は「1日3食」が基本です。
朝・昼・晩ごはんの間に、ラーメンなどを食べたり、菓子パンやスナックをつまみ食いしていませんか？
外食や中食も1回の食事と数えて、エネルギーのとりすぎにならないよう気をつけましょう。

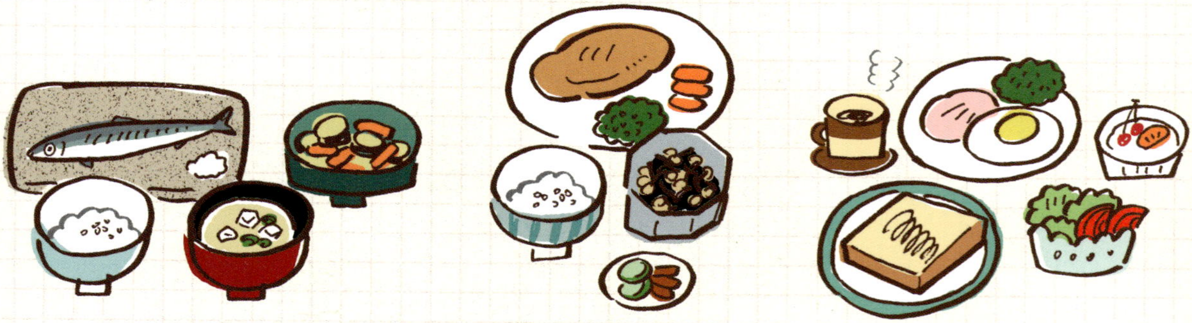

晩ごはん　昼ごはん　朝ごはん

PM 9:00　PM 6:00　PM 4:00　PM 0:00　AM 10:00　AM 7:00

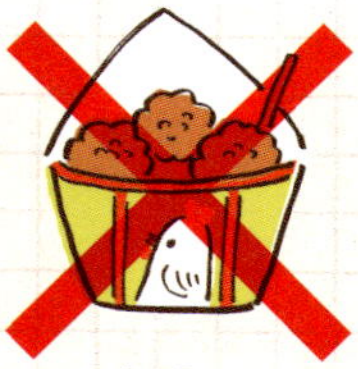

夜食にから揚げ!?

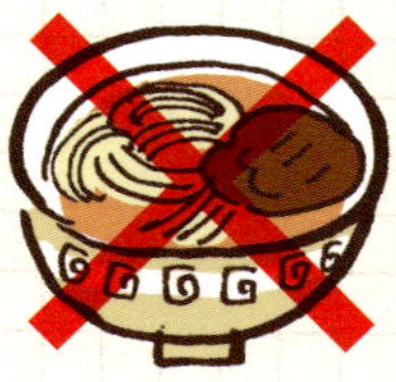

間食にラーメン!?

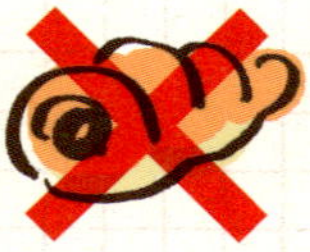

おやつ!?

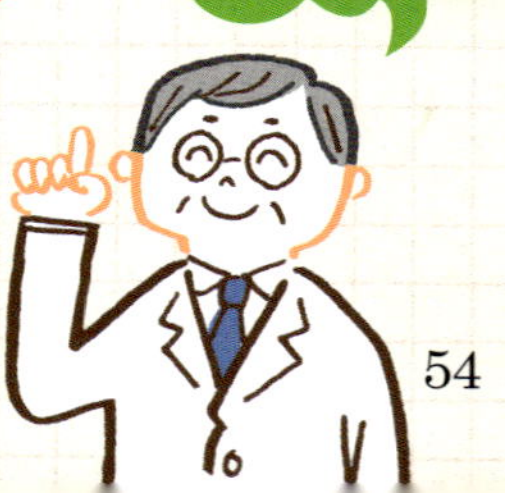

「1日3食」を守りましょう!

外食のメニュー選び

Hint 1 外食も「主食+主菜+副菜」の組み合わせが基本！

外食をするときも、ふだんの食事と同様に「主食+主菜+副菜の組み合わせ」を基本に。丼ものや麺類などの一品料理よりも、複数のおかずがある定食を選ぶほうが栄養バランスをとりやすくなります。かたよりの少ない食べ方を心がけましょう。

[主菜]
肉・魚・卵・大豆・牛乳
…体をつくるもの

食事中や食後にはぜひ緑茶を。リラックス効果のある成分も含まれています。

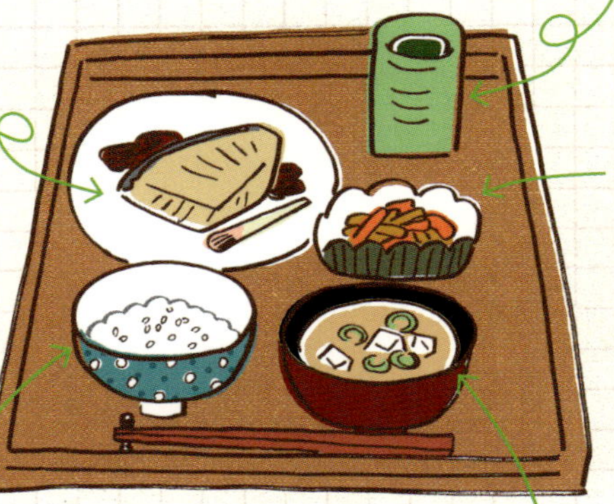

[副菜]
野菜・いも・海藻・きのこ
…体を調整するもの

[主食]
ごはん・麺・パン
…エネルギーになるもの（量は控えめに）

野菜や海藻、きのこなどがたっぷり入った具だくさんみそ汁やスープにするのもおすすめ。

気をつけたいもの

塩
塩分のとりすぎには要注意。外食や加工食品には思いがけず多くの塩分が含まれていることがあるので、栄養成分表示を確認するとよいでしょう。

アルコール
うつ病治療中の方には、飲酒はおすすめできません（→詳しくはP98）。

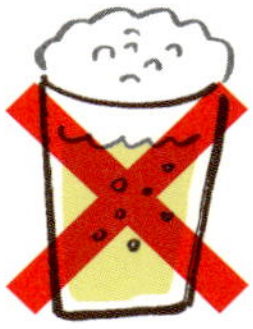

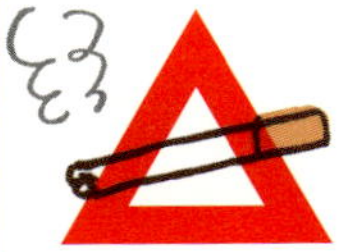

たばこ
特に制限はありませんが、健康によくないことは、いうまでもありません。

Hint 2 主な外食メニューのエネルギー量を知ろう

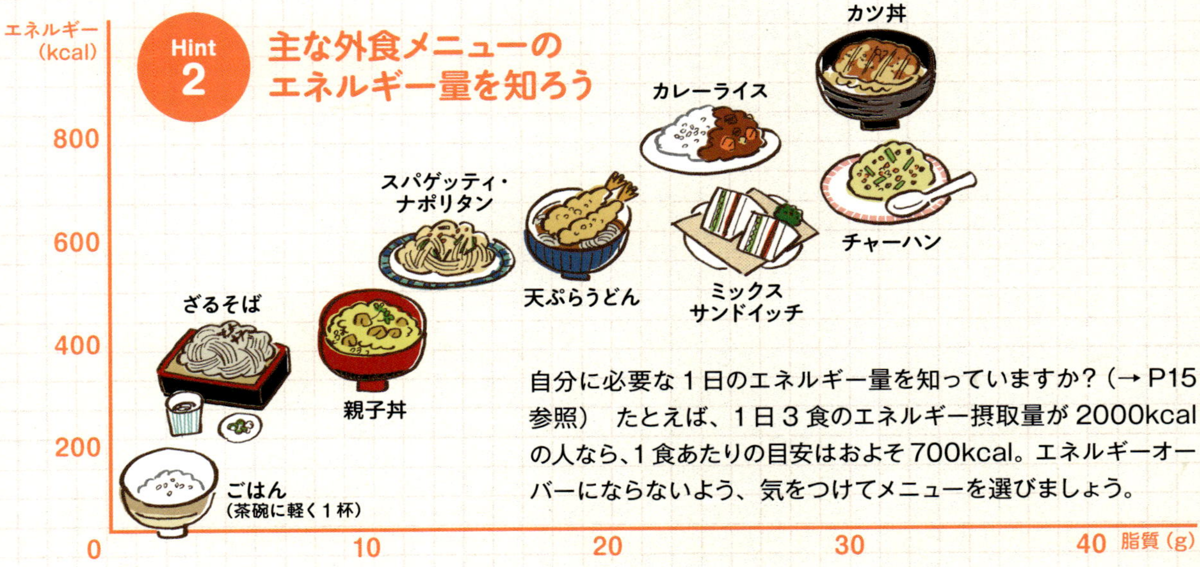
エネルギー（kcal）
800
600
400
200
0
10
20
30
40
脂質（g）
カツ丼
カレーライス
スパゲッティ・ナポリタン
チャーハン
天ぷらうどん
ミックスサンドイッチ
ざるそば
親子丼
ごはん（茶碗に軽く1杯）

自分に必要な1日のエネルギー量を知っていますか？（→P15参照） たとえば、1日3食のエネルギー摂取量が2000kcalの人なら、1食あたりの目安はおよそ700kcal。エネルギーオーバーにならないよう、気をつけてメニューを選びましょう。

中食のメニュー選び

Hint 1 おべんとうは、幕の内タイプがおすすめ

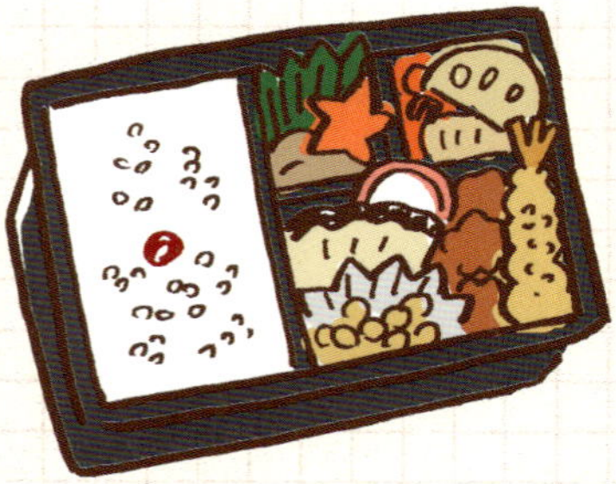

おべんとう屋さんやスーパー、コンビニなどでおべんとうを選ぶときは、揚げものばかりのものよりも、肉・魚・野菜など数種類のおかずがバランスよく入ったものを。たとえばから揚げべんとうよりも幕の内べんとうを選ぶと、栄養バランスをとりやすくなります。

Hint 2 おかずを組み合わせて栄養バランスを補う

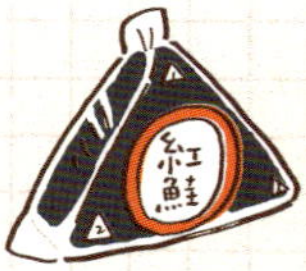

おにぎり

＋

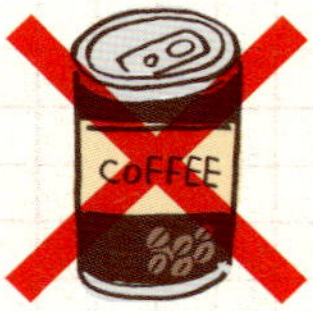

甘い缶コーヒー

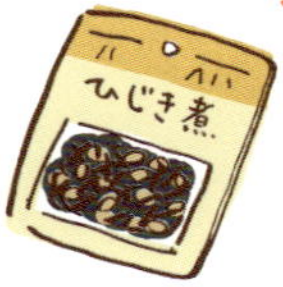

ひじき煮など油脂分
控えめの副菜をプラス

↓

野菜ジュースに

おにぎりやパンなど主食だけで食事をすませてしまわず、おかずも食べるようにしましょう。また、どうしても野菜が不足してしまうときは、野菜ジュースを利用するのも手です。ただし、意外に糖分が多く含まれているので、あくまでも補助的に。

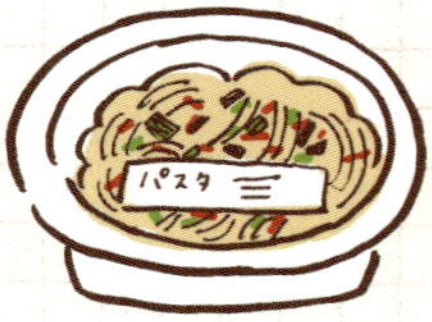

スパゲッティ

＋

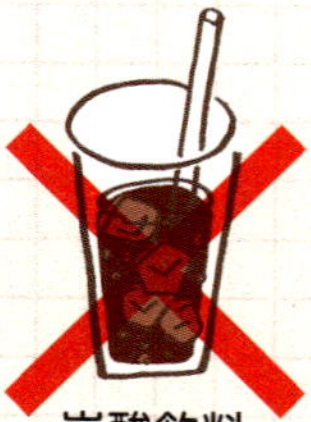

炭酸飲料

サラダや
野菜のおかずをプラス

↓

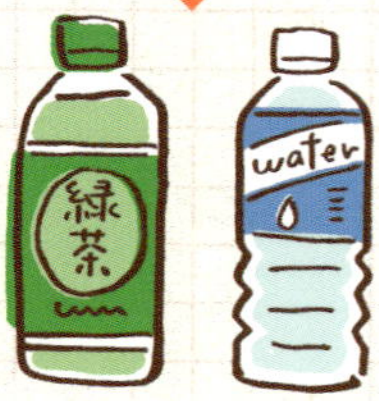

緑茶や
ミネラルウォーターなどに

パスタや丼ものなどの一品料理は、炭水化物や脂質が多くなりがち。サラダや野菜のおかずを補うと、満足感も得やすくなります。炭酸飲料などの清涼飲料水には糖分が多く含まれ、急激に血糖値が上がりやすいので、食事のおともにはカロリーゼロのお茶やミネラルウォーターがおすすめです。

第3章

食欲がない・作るのが面倒なとき…

きちんとした食事が大切だとわかっていても
うつ病の症状のために、食事や料理が
億劫《おっくう》になることもあるでしょう。
そんなときは、手軽な方法でもしっかり
栄養を補えるメニューを知っていると安心です。

にんじんりんご

材料（1人分）

- にんじん……⅙本（30g）
- りんご……¼個
- しょうが……½かけ
- レモン汁……大さじ½
- 水……80mℓ

●1人分43kcal　塩分0g

作り方

1 にんじん、りんごはひと口大に切る。
2 すべての材料をミキサーにかける。

かぼちゃシナモン

材料（1人分）

- かぼちゃ（冷凍）……100g
- 牛乳……½カップ
- シナモンパウダー……少量

●1人分152kcal　塩分0.1g

作り方

1 かぼちゃは耐熱皿にのせ、ふんわりとラップをして電子レンジで表示時間通りに加熱して解凍し、皮をとる。
2 すべての材料をミキサーにかける。

かぼちゃの自然な甘みと
シナモンの香りに気持ちもホッ

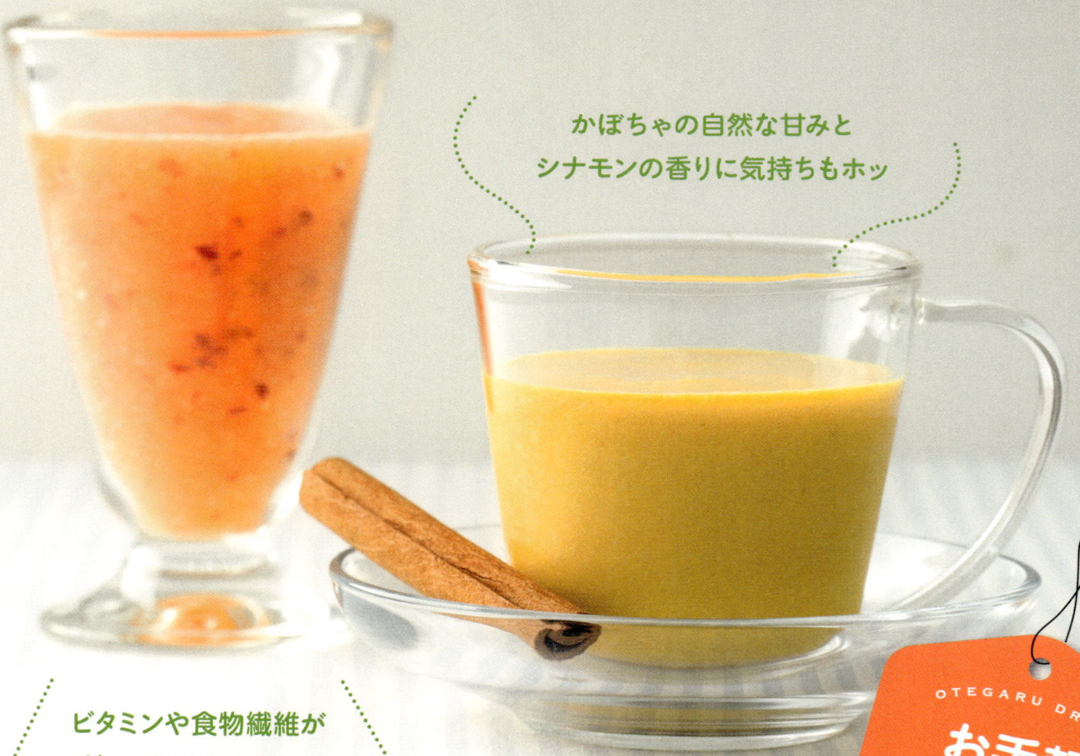

ビタミンや食物繊維が
ぎゅっとこの１杯に。
しょうがで血行も促進

OTEGARU DRINK

お手軽ドリンク

うつのときには、手軽な料理法でもしっかりと栄養をとりたいもの。ドリンクで不足しがちな野菜を補って。

小松菜パイン

材料（1人分）

小松菜……1株（20g）
カットパイン……100g
セロリ……¼本（20g）
水……80mℓ

●1人分88kcal　塩分0g

作り方

1 小松菜は5cm長さに、セロリはひと口大に切る。
2 すべての材料をミキサーにかける。

バナナ豆乳

材料（1人分）

バナナ……小1本
豆乳……½カップ
きな粉……大さじ1

●1人分112kcal　塩分0g

作り方

1 バナナは皮をむいてひと口大に折る。
2 すべての材料をミキサーにかける。

バナナにはトリプトファンが豊富。
豆乳でたんぱく質も補給

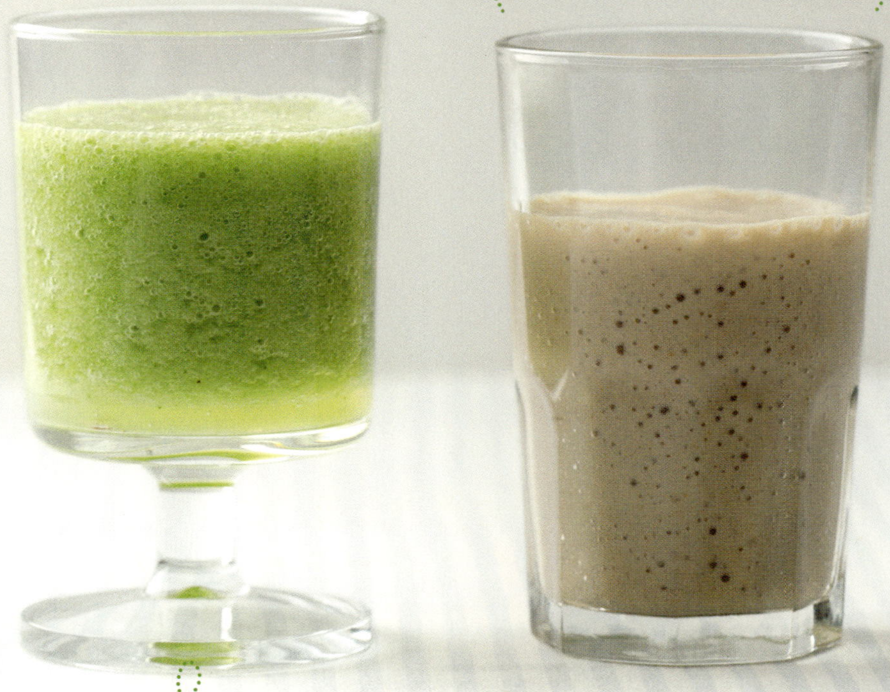

パインの甘みで
小松菜がぐっと飲みやすく

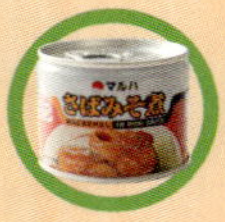

トマトとチーズを合わせ、パンにもごはんにも合うおかずに

サバ缶のトマトグラタン

CANNED FOOD

缶詰で

買いおきできて、そのまま食べられる缶詰なら、調理もラクラク。たっぷりの野菜と合わせましょう。

材料（1人分）

- サバみそ煮缶 …… 40g
- カットトマト缶 …… ⅕缶（80g）
- しめじ …… ⅓パック
- 玉ねぎ …… ⅙個
- ピザ用チーズ …… 適量
- 塩、こしょう、サラダ油 …… 各少量

●1人分234kcal　塩分1.8g

作り方

1 サバ缶は汁けをきる。しめじはほぐす。玉ねぎは薄切りにする。

2 フライパンにサラダ油を熱し、1を炒める。しんなりしたらトマト缶を加え、塩、こしょうで味をととのえる。

3 耐熱の器に移してチーズをのせ、オーブントースターでこんがりするまで焼く。

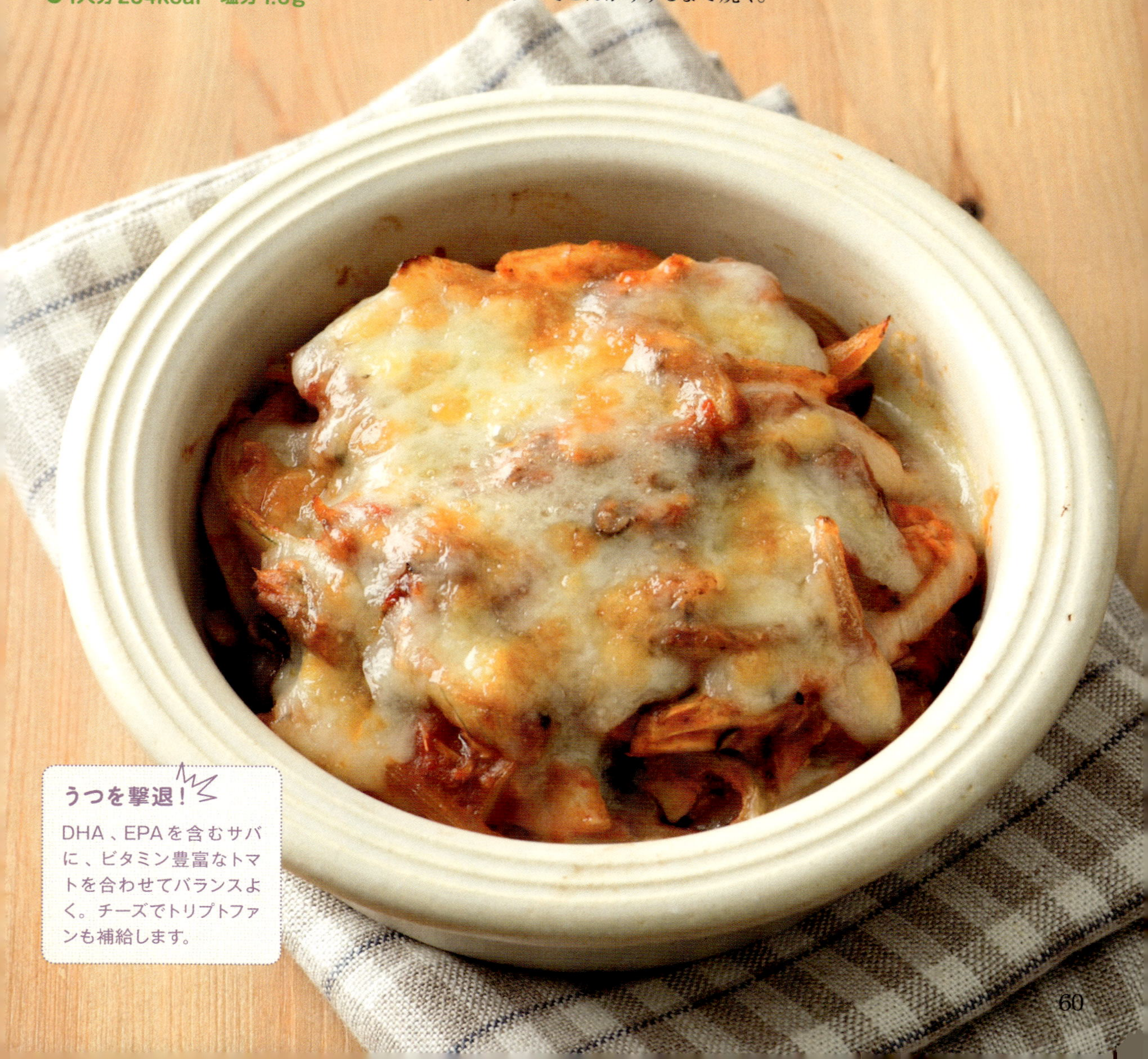

うつを撃退！

DHA、EPAを含むサバに、ビタミン豊富なトマトを合わせてバランスよく。チーズでトリプトファンも補給します。

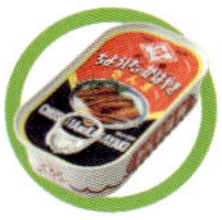

缶汁を使えば調味料いらず。しょうがを加えてすっきり味に

サンマ缶とエリンギの炒めもの

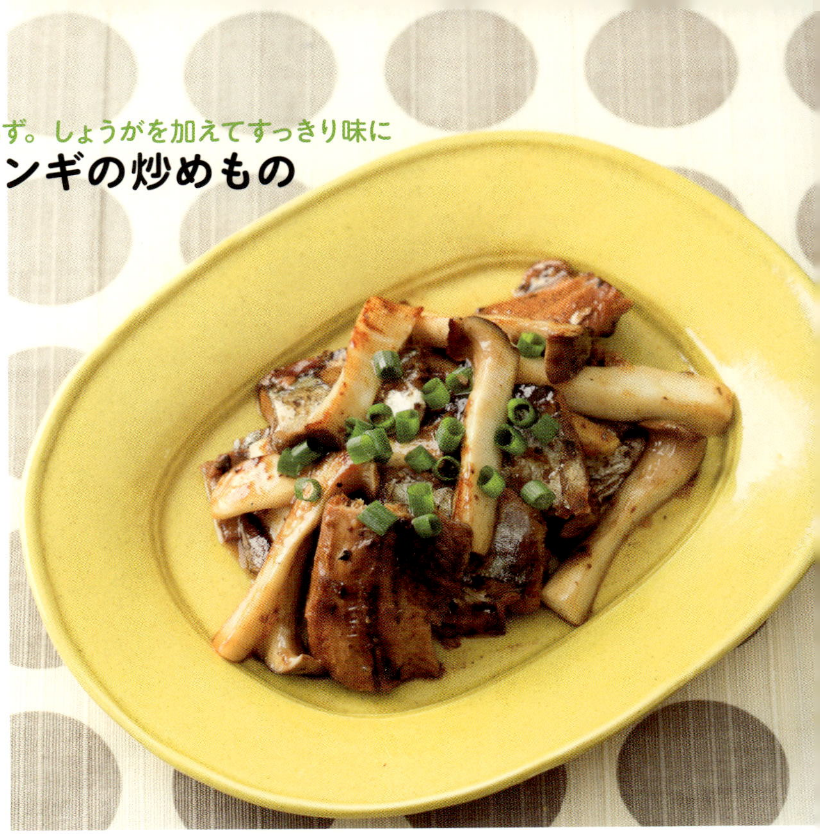

材料（1人分）

サンマ蒲焼き缶 ……………… 1缶（100g）
エリンギ ……………………………… 大2本
おろししょうが、サラダ油 …… 各少量
万能ねぎ（小口切り） ……………… 少量

●1人分309kcal　塩分1.5g

作り方

1 サンマ缶は缶汁を別の容器に移し、身は食べやすく切る。エリンギは長さを半分に切ってから縦4～6等分に切る。

2 フライパンにサラダ油を熱し、エリンギを炒める。しんなりしたらサンマ缶、しょうが、缶汁を加えてひと炒めする。器に盛り、万能ねぎをふる。

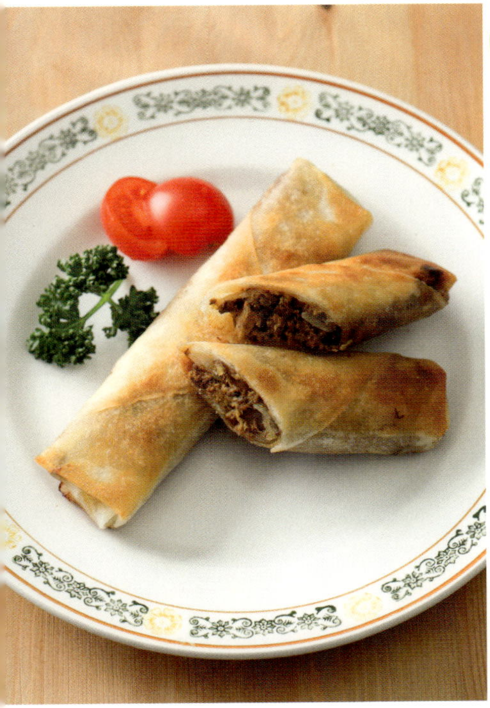

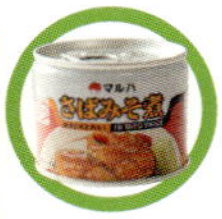

生クリームが3つの具材のまとめ役。あつあつをどうぞ

サバ缶とじゃがいもの春巻き

材料（1人分）

サバみそ煮缶 ……………………………… 60g
じゃがいも ………………… ¼個（40g）
玉ねぎ ……………………………………… ⅙個
春巻きの皮 ………………………………… 2枚
生クリーム …………………………… 小さじ1
小麦粉 ……………………………………… 適量
プチトマト（半分に切る） ……… 1個
パセリ（あれば） ……………………… 少量
サラダ油 ……………………………… 大さじ1

●1人分397kcal　塩分0.7g

もっと手軽に…

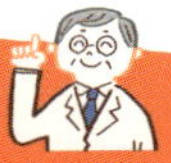

揚げ焼きが面倒なら、オーブントースターでこんがり焼いても。

作り方

1 じゃがいも、玉ねぎは1cm角に切り、耐熱ボウルに入れ、ふんわりとラップをして電子レンジで2～3分加熱する。生クリーム、サバ缶を缶汁ごと加えて、身をほぐしながら混ぜる。

2 春巻きの皮に**1**を等分にのせて包み、巻き終わりの皮の縁に同量の水で溶いた小麦粉を塗り、とめる。

3 フライパンにサラダ油を熱し、**2**をこんがりするまで焼く。器に盛り、プチトマトとパセリを添える。

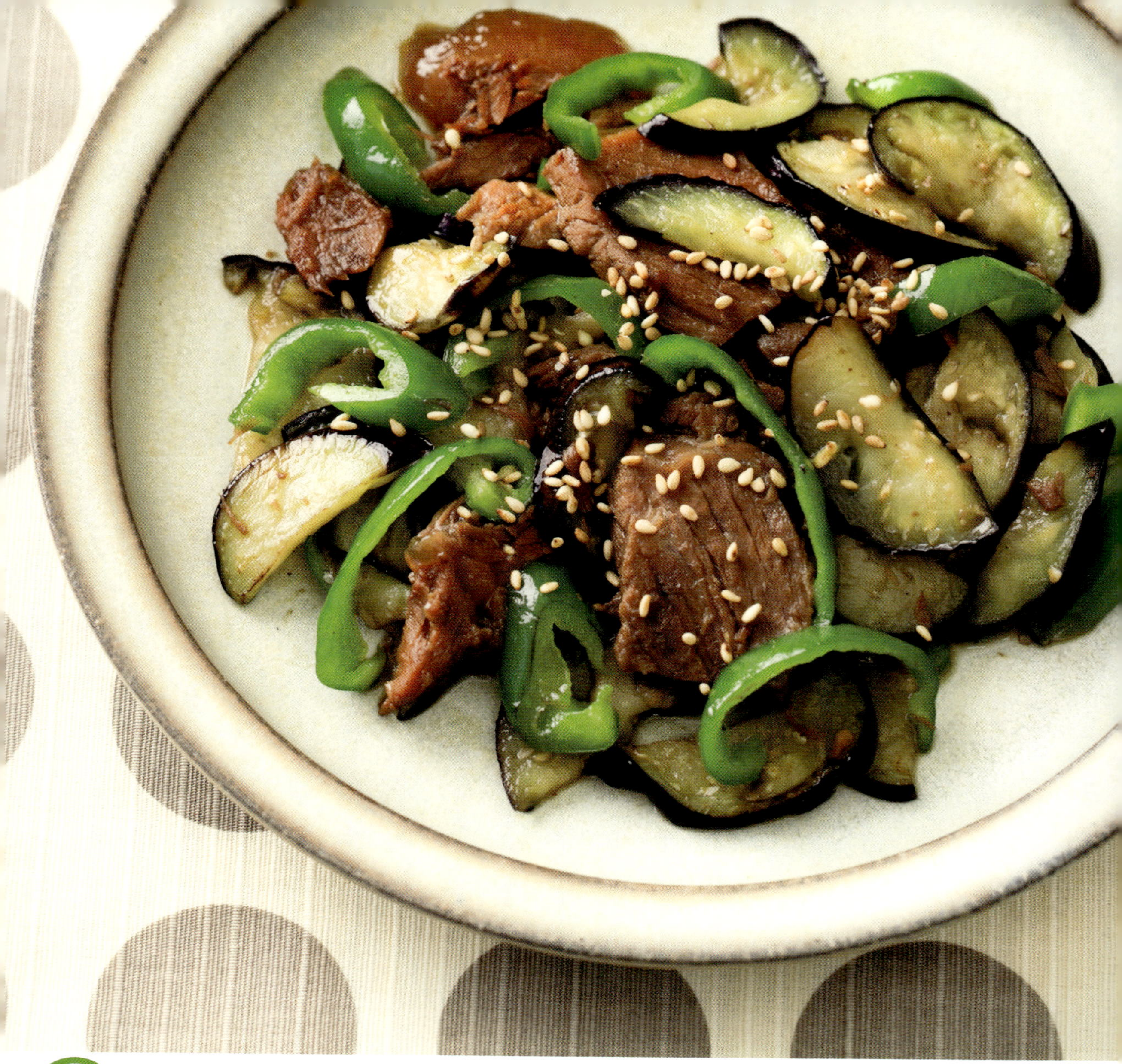

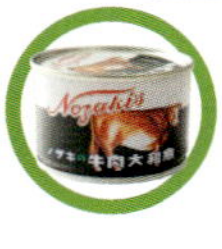

「大和煮」はごはんに合う甘辛味。野菜との相性も抜群

牛肉大和煮缶となす、ピーマンの炒めもの

材料（1人分）

牛肉大和煮缶 ………… 大$\frac{1}{2}$缶（80g）
なす ………… 1本
ピーマン ………… 1個
白いりごま、サラダ油 ………… 各少量

●1人分204kcal　塩分1.8g

作り方

1. なすは縦半分に切ってから斜め薄切りに、ピーマンは斜め細切りにする。
2. フライパンにサラダ油を熱し、なすとピーマンを炒め、しんなりしたら牛肉大和煮缶を缶汁ごと加えてひと炒めする。器に盛り、ごまをふる。

うつを撃退！

良質なたんぱく質を手軽にとれる牛肉の大和煮缶。亜鉛や鉄も補給できます。さらにピーマンのビタミンCが鉄の吸収をアップ！

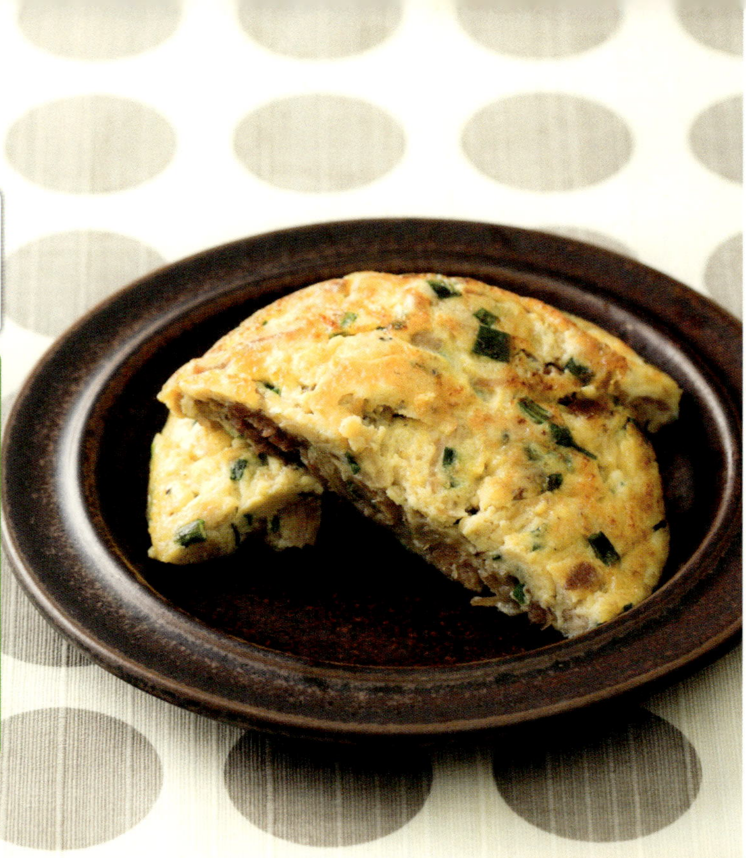

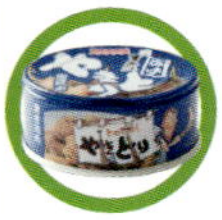

必要なアミノ酸が
しっかりとれるひと皿

焼き鳥缶のチーズオムレツ

材料（1人分）

焼き鳥缶（塩味）……… ½缶（35g）
卵 ……… 1個
万能ねぎ ……… 少量
ピザ用チーズ ……… 大さじ1
サラダ油 ……… 少量

●1人分205kcal　塩分1.1g

作り方

1 万能ねぎは小口切りにする。
2 ボウルに卵を溶きほぐし、**1**とチーズ、焼き鳥缶を加えて混ぜる。
3 小さめのフライパンにサラダ油を熱し、**2**を流し入れて大きくかき混ぜ、かたまってきたら裏返し、2～3分焼く。

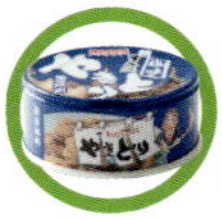

トマトのリコピンの
抗酸化作用が体調をととのえる

焼き鳥缶とトマト炒め

材料（1人分）

焼き鳥缶（塩味）……… 1缶（70g）
トマト ……… 小½個
玉ねぎ ……… ⅙個

●1人分145kcal　塩分1.5g

作り方

1 トマトは乱切りに、玉ねぎは縦5mm幅に切る。
2 フライパンを油をひかずに熱し、焼き鳥缶と玉ねぎを炒める。しんなりしたらトマトを加えてさっと炒める。

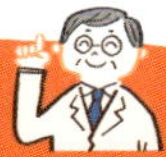

こんな素材でもOK
玉ねぎのかわりに長ねぎを使っても。

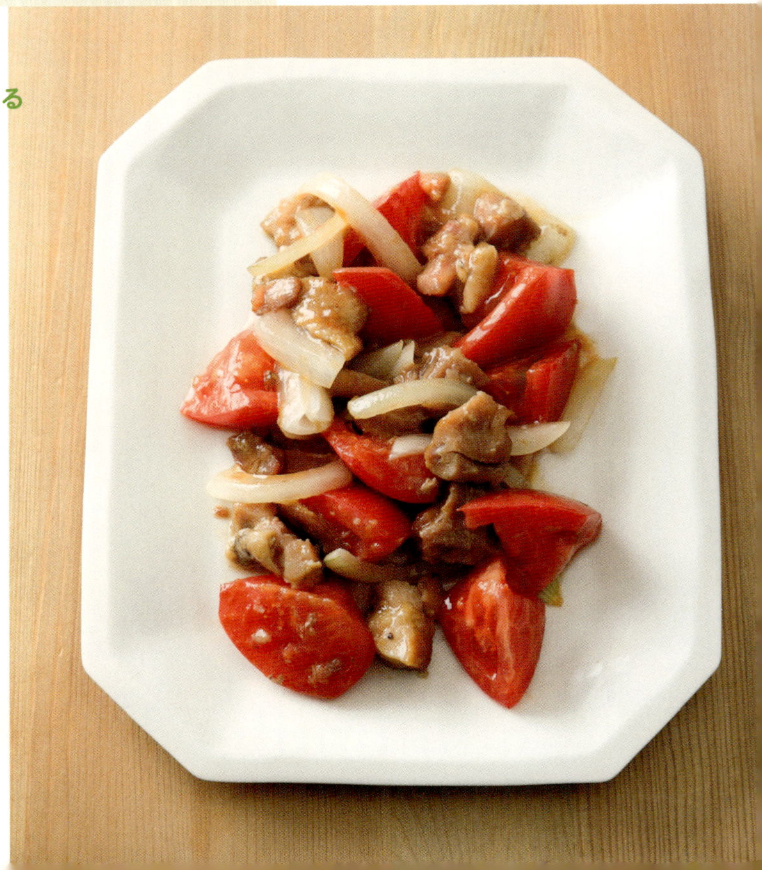

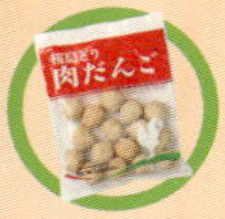

ひと皿でグッドバランス。ほどよい酸味で食欲もアップ

肉だんごの酢豚風

FROZEN FOOD

冷凍食品で

作りたて、とれたてのおいしさや栄養はそのまま。解凍も電子レンジでOK、使い勝手のよさは抜群！

材料（1人分）

肉だんご（冷凍）		7～8個（100g）
にんじん		⅛本
ゆでたけのこ		20g
ピーマン		½個
玉ねぎ		⅛個
しいたけ		1枚
A	水	大さじ3
	トマトケチャップ	大さじ1
	砂糖、しょうゆ、酢	各小さじ1
	片栗粉	小さじ½
サラダ油		小さじ1

●1人分294kcal　塩分1.7g

作り方

1 にんじん、たけのこ、ピーマンはそれぞれ乱切りに、玉ねぎは2cm角に、しいたけは4等分に切る。

2 にんじんを耐熱皿にのせ、ふんわりとラップをして電子レンジで1分加熱する。肉だんごも同様に電子レンジで表示時間通りに加熱し、解凍する。Aは合わせておく。

3 フライパンにサラダ油を熱し、にんじん、玉ねぎ、たけのこ、ピーマン、しいたけを炒める。しんなりしたら肉だんごを加えてひと炒めし、Aを混ぜながら加えて手早くからめる。

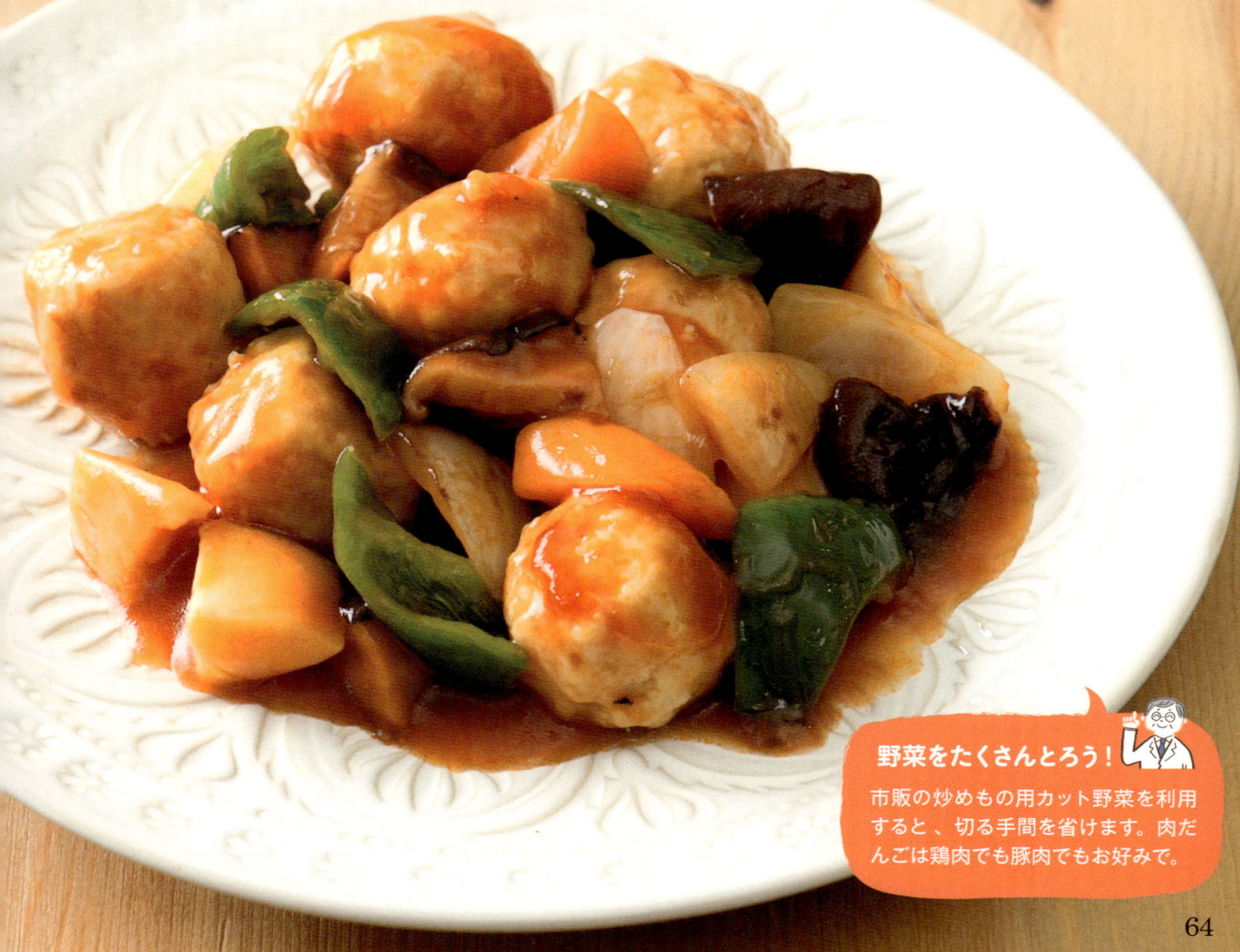

野菜をたくさんとろう！

市販の炒めもの用カット野菜を利用すると、切る手間を省けます。肉だんごは鶏肉でも豚肉でもお好みで。

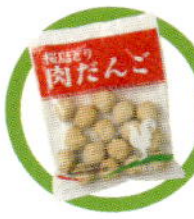

味つけはキムチの素におまかせ。冷蔵庫にある野菜でも

肉だんごのピリ辛炒め

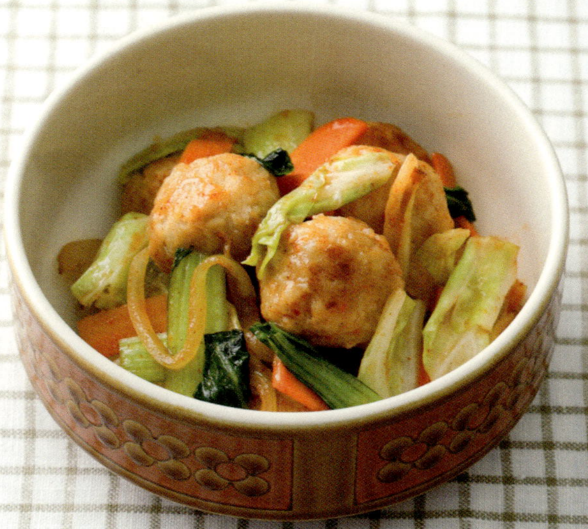

材料（1人分）

肉だんご（冷凍）……………… 7～8個（100g）
カット野菜ミックス（市販）…… ⅔袋（150g）
キムチの素（市販）………………………… 大さじ½
サラダ油 …………………………………………… 少量

●1人分247kcal　塩分1.2g

作り方

1 肉だんごは耐熱皿にのせ、ふんわりとラップをして電子レンジで表示時間通りに加熱し、解凍する。

2 フライパンにサラダ油を熱し、野菜を炒める。しんなりしたら肉だんごを加え、キムチの素を加えてひと炒めする。

うつを撃退！
鶏肉と卵で良質なたんぱく質を。
好みの野菜を加えてもOK。

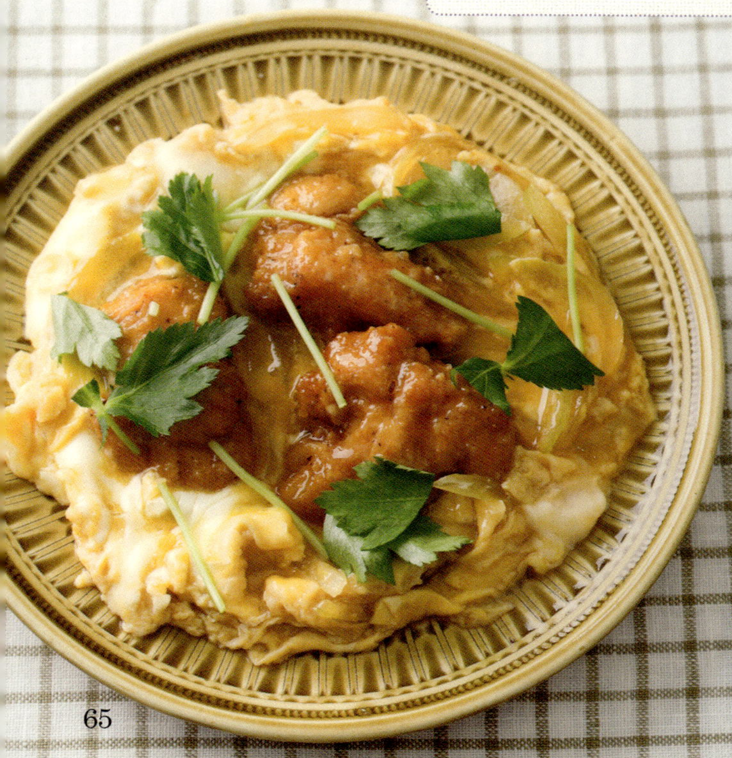

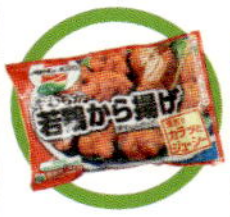

卵でふんわり仕上げます
ごはんにのせてもおいしい

親子煮

材料（1人分）

鶏のから揚げ（冷凍）…………… ⅓袋（100g）
玉ねぎ …………………………………………… ⅙個
A ｛水 ………………………………………… ¼カップ
　 ｛めんつゆ（3倍濃縮）……………… 小さじ2
卵 ………………………………………………… 1個
みつば（3～4cm長さに切る）………… 少量

●1人分298kcal　塩分1.8g

作り方

1 玉ねぎは5mm幅に切る。鶏のから揚げは耐熱皿にのせ、ラップをせずに電子レンジで表示時間通りに加熱し、解凍する。卵は溶きほぐす。

2 小さめのフライパンにAを熱し、鶏のから揚げと玉ねぎを加え、玉ねぎがしんなりするまで煮る。溶き卵をまわし入れ、好みの加減に火を通す。器に盛り、みつばを散らす。

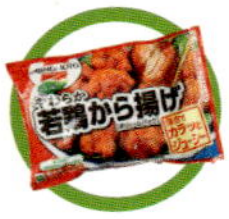

きのこのうまみがジュワッ。冷凍から揚げが上品なひと皿に

鶏から揚げのきのこあんかけ

材料（1人分）

鶏のから揚げ（冷凍）……⅓袋（100g）
好みのきのこ（まいたけ、しめじ、しいたけなど）……合わせて50g
A ｛水……大さじ4
　 めんつゆ（3倍濃縮）……大さじ1
片栗粉……大さじ½
オクラ……1本

●1人分227kcal　塩分1.9g

作り方

1 まいたけ、しめじはほぐす。しいたけは薄切りにする。
2 小鍋にAを煮立て、1を加えて煮る。しんなりしたら倍量の水で溶いた片栗粉を加えてとろみをつける。
3 鶏のから揚げは耐熱皿にのせ、ラップをせずに電子レンジで表示時間通りに加熱し、温める。器に盛り、2をかけ、ゆでて半分に切ったオクラを添える。

うつを撃退！

鶏肉は抗うつ効果が期待されるトリプトファンやメチオニンなどのアミノ酸を含みます。きのこでビタミンDや食物繊維も補給しましょう。

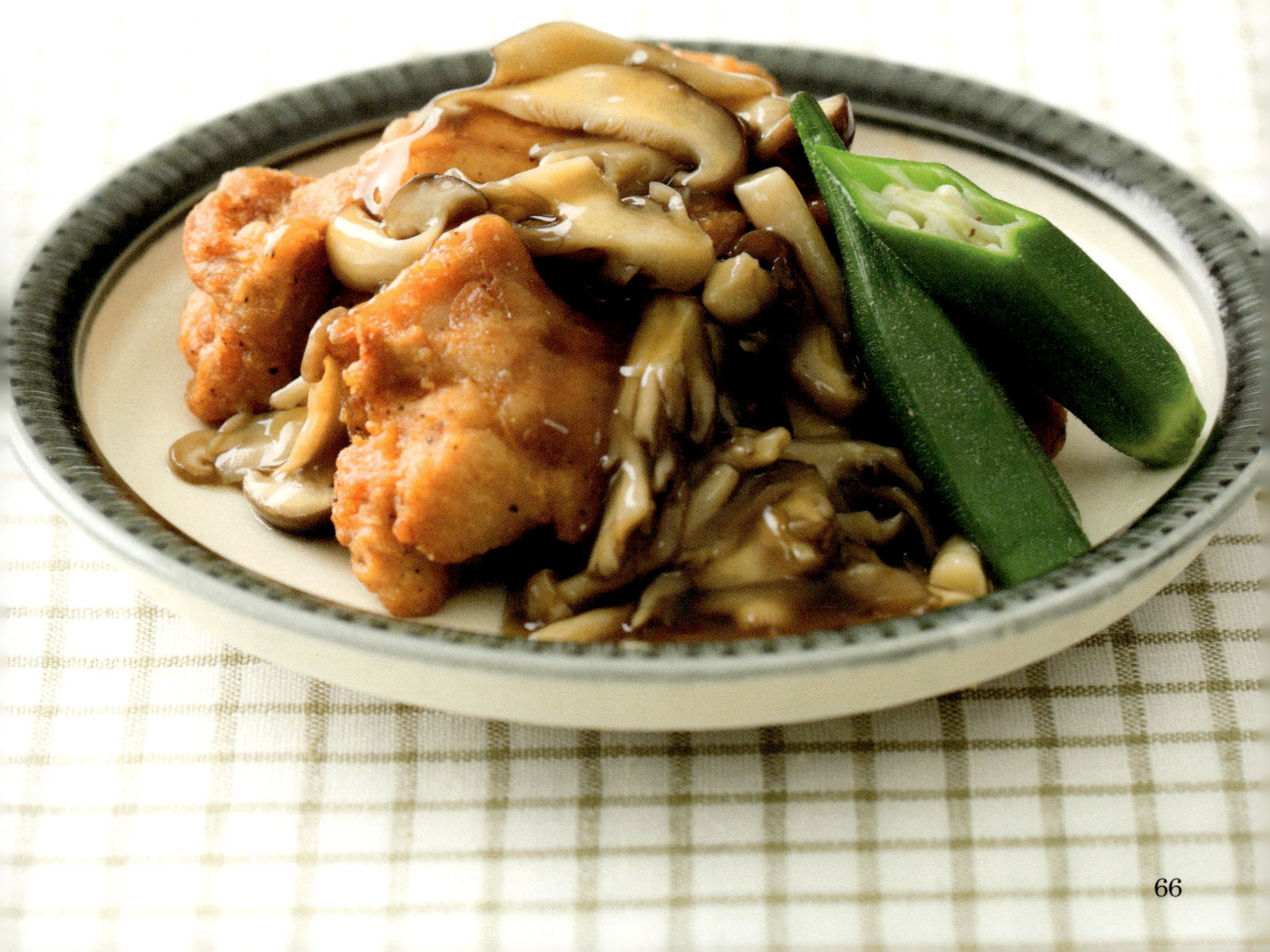

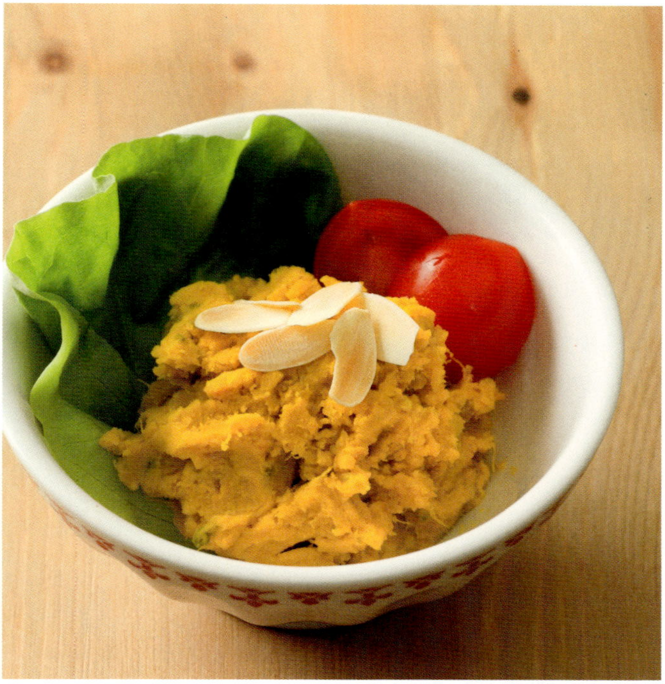

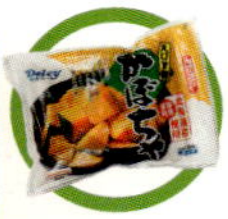

かぼちゃ＋ナッツでビタミン豊富
たっぷり作って常備菜にしても

かぼちゃサラダ

材料（1人分）

かぼちゃ（冷凍）……150g
A マヨネーズ……小さじ2
　塩、こしょう……各少量
サラダ菜……1枚
プチトマト（半分に切る）……1個
アーモンド（スライス）……少量

●1人分186kcal　塩分0.6g

作り方

1 かぼちゃは耐熱皿にのせ、ふんわりとラップをして電子レンジで表示時間通りに加熱し、温める。皮をとってボウルに入れ、フォークなどでつぶし、Aを加えて混ぜる。
2 サラダ菜、プチトマトとともに器に盛り、アーモンドをのせる。

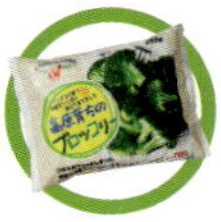

卵＋かにかまで栄養価＆彩りアップ

ブロッコリーの温玉のせ

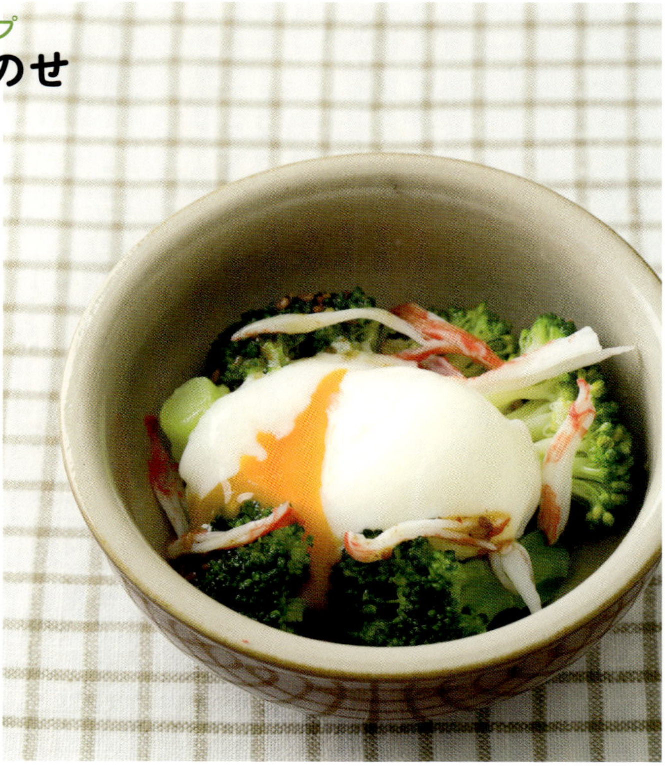

材料（1人分）

ブロッコリー（冷凍）……1/5袋（50g）
かに風味かまぼこ……2本
温泉卵（市販）……1個
中華ドレッシング（市販）……適量

●1人分151kcal　塩分1.5g

作り方

1 ブロッコリーは耐熱皿にのせ、ふんわりとラップをして電子レンジで表示時間通りに加熱し、温める。かにかまはほぐす。
2 器に1を盛り、温泉卵をのせ、ドレッシングをかける。

うつを撃退！

卵はアミノ酸バランスのよい良質なたんぱく源。ビタミンB_2もとれます。

うつ病患者さんのための
栄養指導

北海道文教大学教授・管理栄養士
元国立精神・神経医療研究センター病院
総合内科部 栄養管理室室長
今泉博文

うつ病の栄養改善は あせらず、ゆっくり、できることから

病院の栄養指導は、通常1～5回で終了になることが多いですが、うつ病などの精神疾患の場合は「あせらず、ゆっくり」が基本となり、6か月～1年、長い場合にはそれ以上に及ぶこともあります。食生活も含めた生活習慣の改善にポイントをおいて、まずはできることから少しずつ始めましょう。「やればできる」という自己効力感が増し、栄養バランスに配慮した食事や生活のリズムがととのうと、薬物療法や心理療法にもよい影響を与えることがわかっています。

食生活の改善は、できることから！

- □ 朝ごはんをきちんと食べましょう
- □ お菓子はいつもの半分にしましょう
- □ 牛乳は朝コップ１杯にしましょう
- □ 夜食は控えましょう
- □ １日３食、規則正しく食べましょう
- □ 野菜をたくさんとりましょう

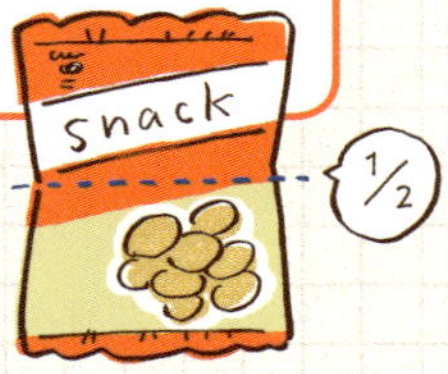

1回の食事でとりたい野菜の量は約120g。生なら両手いっぱい 、加熱したものなら片手にのるくらいが目安です。

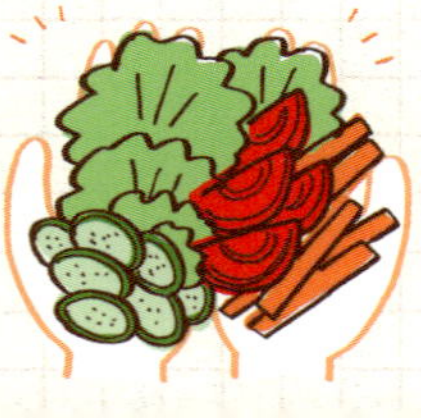

お菓子は 、いつもの半分の量にしてみましょう。カロリー半分 、塩分や糖分も半分になります。

家族の協力を得られると 食生活を改善しやすい

うつ病の患者さんには「カップ麺を1日に4個も5個も食べてしまう」「健康によいから、と牛乳を6ℓも飲んでしまう」「ほぼ毎日外食で野菜はほとんど食べず、不足している栄養はサプリメントで補っている」など、食生活の乱れが度を越していたり、不健康な食べ方をしている認識がない人も少なくありません。家族と同居している方や、ひとり暮らしでも家族が集まる機会に食事の様子に注意してもらうなど家族の協力を得られると、こうした食の異常を早期に発見しやすくなります。

こんな人は注意が必要です！

栄養バランスが 悪くなっていませんか？

- □ 毎日カップ麺などのインスタント食品を食べている
- □「健康によい」といわれるものばかりを大量に食べている
- □ 野菜やくだものをほとんど食べない
- □ １日１食もしくは２食しか食べない
- □ 毎日のように外食をしている
- □ 極度の偏食がある、または拒食

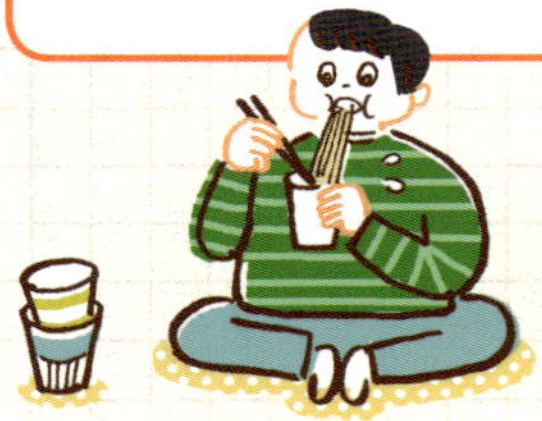

第4章

うつ病の症状を改善する おかず集

カンタンでおいしく、うつ病の患者さんに
不足しがちな栄養素を補えるメニューを
たくさん集めました。
調理のコツなどのアドバイスも参考に
毎日の食事に役立ててください。

淡泊な味わいのタラはトマト味にも好相性

タラのトマト煮

材料（1人分）

タラ	1切れ
トマト	¼個
玉ねぎ	⅛個
ブロッコリー（冷凍）	3房
小麦粉	少量
A 水	½カップ
A 固形スープの素	¼個
A トマトケチャップ	大さじ1
オリーブオイル	少量

●1人分188kcal　塩分1.2g

作り方

1 トマトはひと口大に、玉ねぎは縦1cm幅に切る。ブロッコリーは半分に切る。タラはひと口大に切り、小麦粉をまぶす。

2 フライパンにオリーブオイルを熱し、タラの両面をこんがりと焼く。トマト、玉ねぎを加え、Aを加えて煮る。

3 煮汁にとろみがついてきたらブロッコリーを加え、ひと煮する。

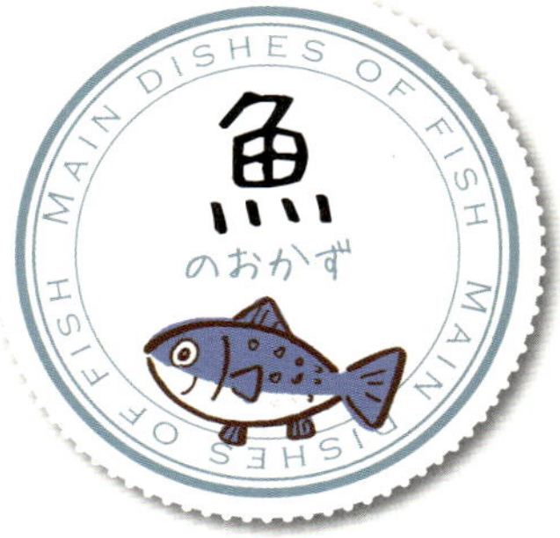

魚はDHAやEPAなど、n-3系多価不飽和脂肪酸の供給源。脳内でうつ病改善に有効な神経栄養因子を増やすこともわかっています。週2～3回は食べるようにしましょう。

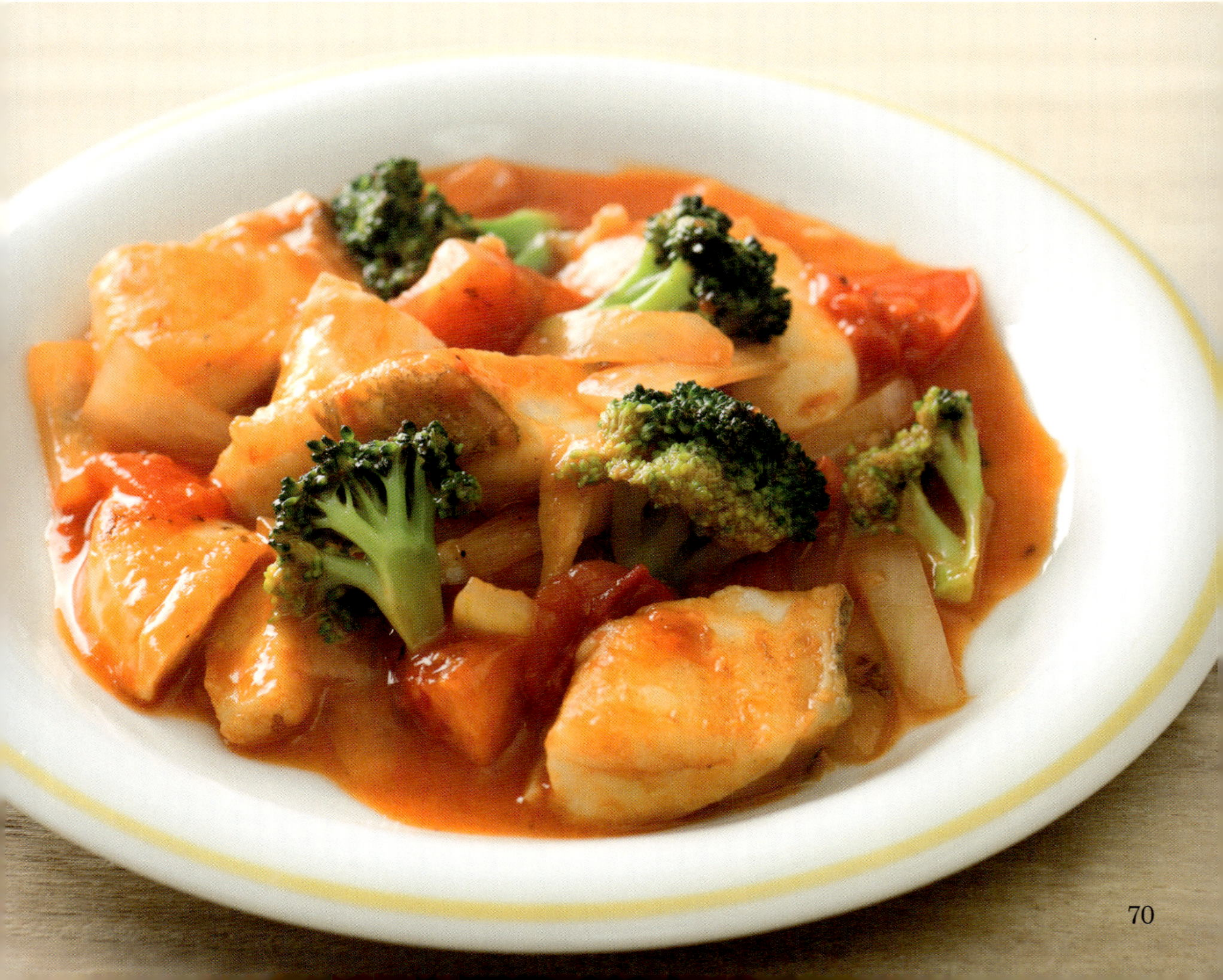

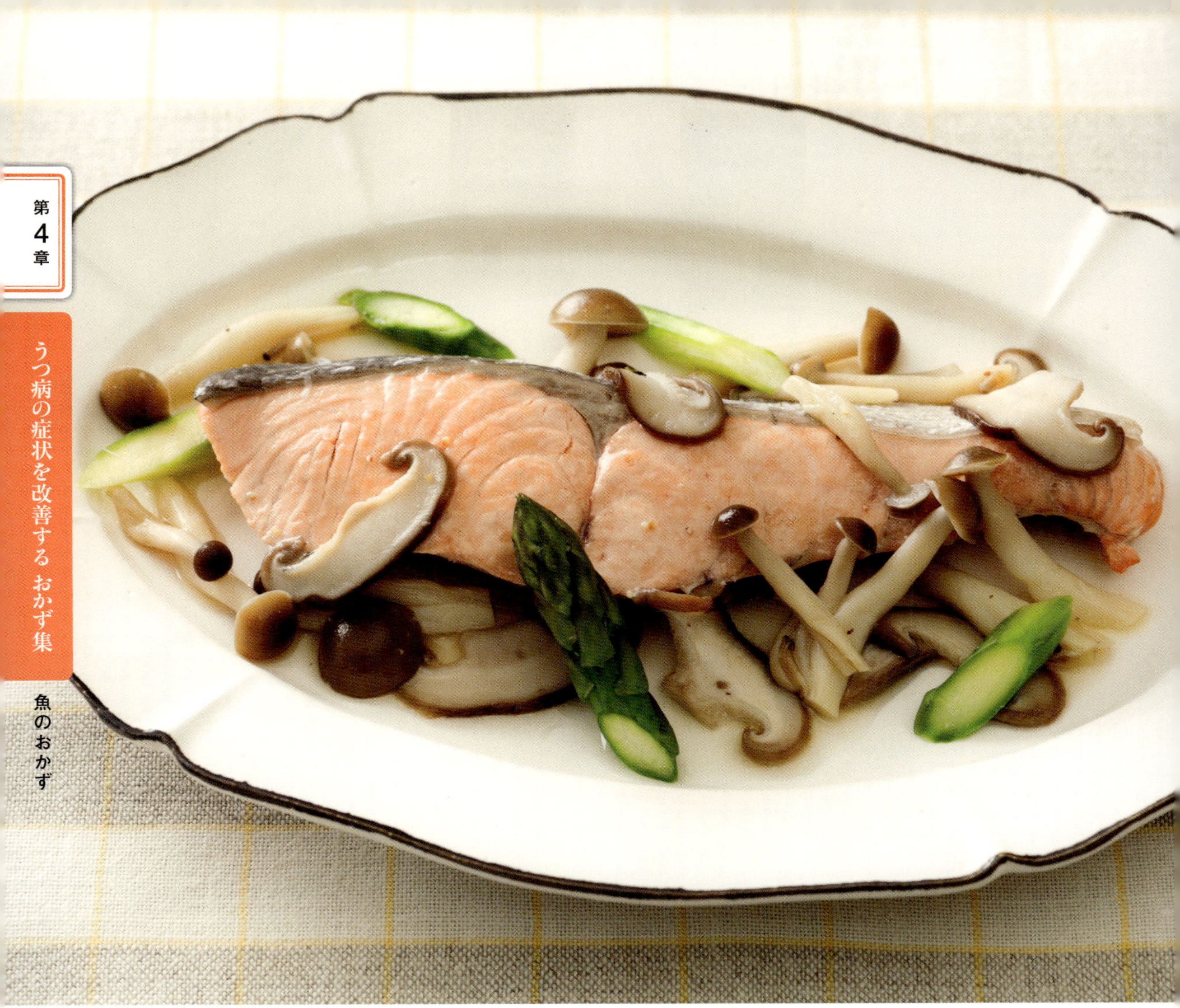

ワインで蒸し焼きにして、うまみをぎゅっと閉じ込めます

サケときのこのワイン蒸し

材料（1人分）

サケ …… 1切れ
しめじ …… 1/5パック
しいたけ …… 小1枚
グリーンアスパラ …… 1本
白ワイン …… 1/4カップ
塩、こしょう、オリーブオイル …… 各少量

●1人分187kcal　塩分0.9g

作り方

1 しめじはほぐす。しいたけは薄切り、アスパラは根元のかたい部分を落として斜め切りにする。
2 フライパンにオリーブオイルを熱し、サケの両面をこんがりと焼く。**1**を加え、塩、こしょうをふる。
3 ワインをまわし入れてふたをし、2～3分蒸し焼きにする。

うつを撃退！

サケやきのこ類にはビタミンDが豊富。ビタミンDは、季節性うつ（冬季うつなど）の改善に有効という研究結果も出ています。

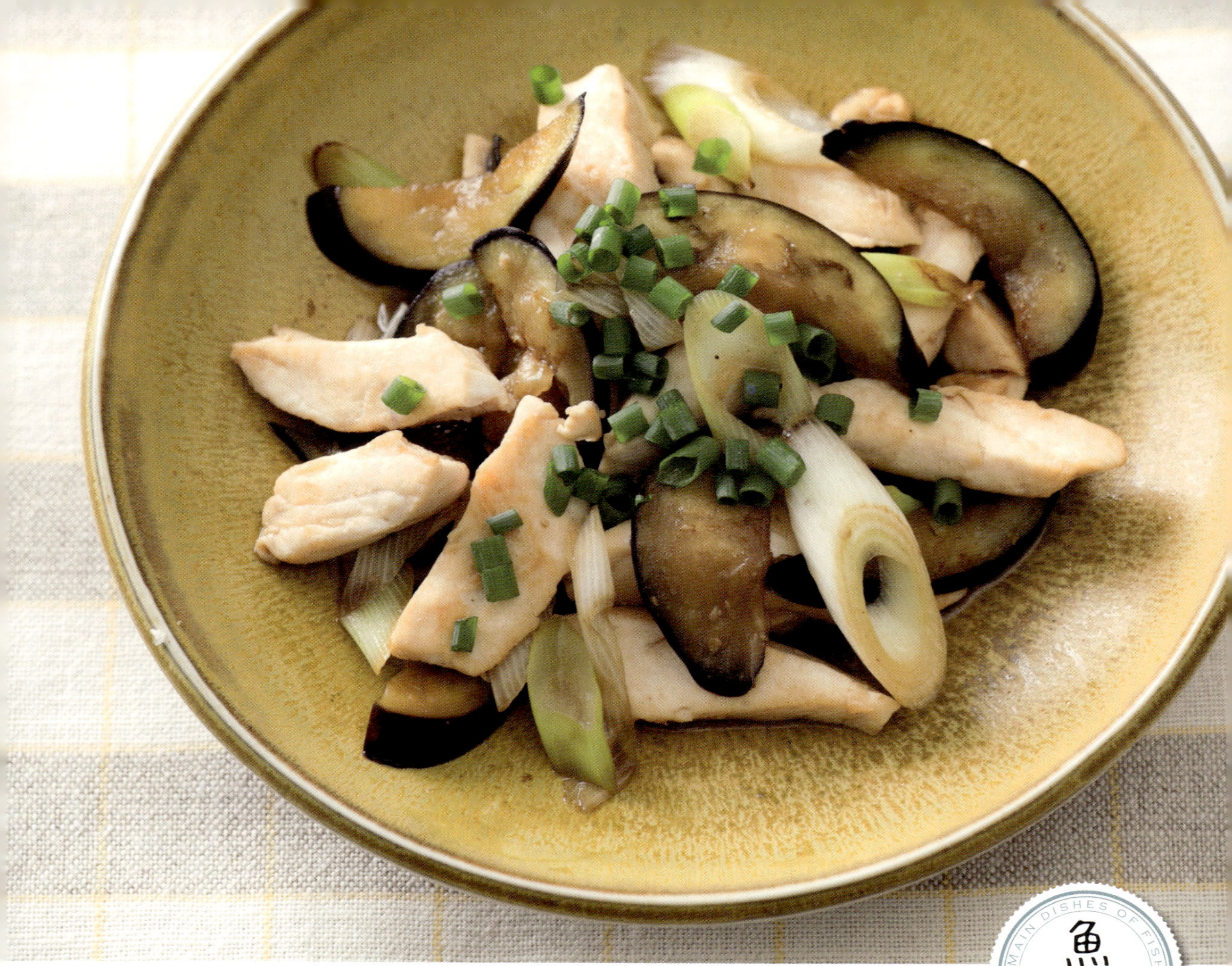

魚 のおかず
MAIN DISHES OF FISH

クセのないカジキはどんな野菜、味つけにもよく合います

カジキとなすのしょうゆ炒め

材料（1人分）

カジキ……1切れ
なす……½本
長ねぎ……10cm
塩……少量
A { しょうゆ、みりん、酒……各小さじ½
サラダ油……少量
万能ねぎ（小口切り）……少量

●1人分194kcal　塩分1.1g

作り方

1 カジキはひと口大に切り、塩をふる。なすは縦半分に切ってから斜め5mm幅に、長ねぎは斜め1cm幅に切る。
2 フライパンにサラダ油を熱し、カジキを炒める。色が変わったらなす、長ねぎを加えてさらに炒め、しんなりしたらAを加えてひと混ぜする。器に盛り、万能ねぎをふる。

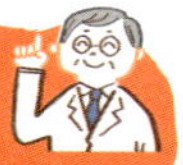

こんなアレンジも

カジキのほか、ひと口大に切ったサケや、えび、鶏むね肉などを使ってもおいしくできます。お好みで、七味唐辛子や粉山椒をふってどうぞ。

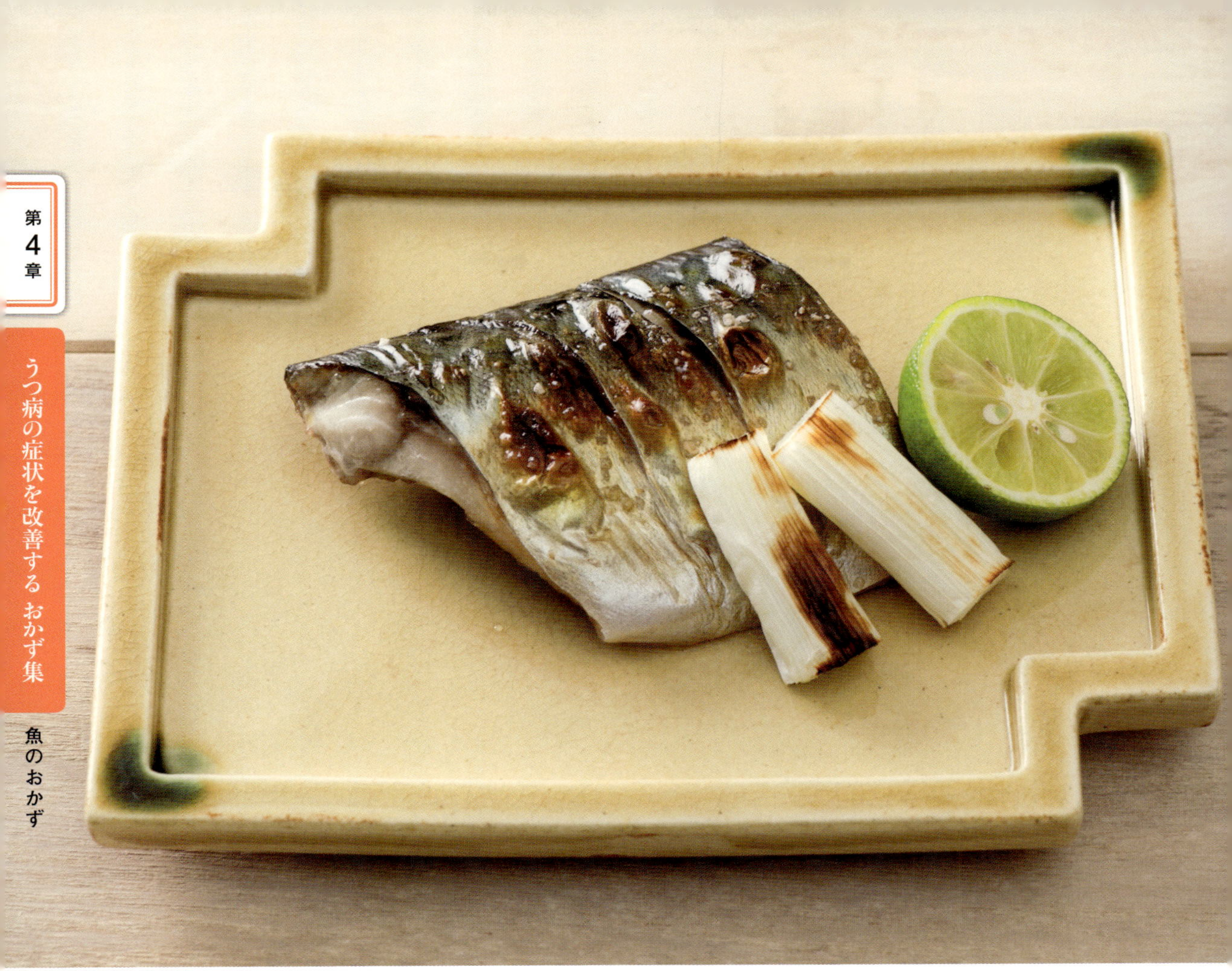

DHA、EPA 豊富なサバをシンプルに。すだちの香りがさわやか

サバの塩焼き

材料（1人分）

サバ	1切れ
塩	少量
長ねぎ	8cm
サラダ油	少量
すだち	½個

●1人分158kcal　塩分0.7g

作り方

1 サバは皮に数本の切り込みを入れ、塩をふる。長ねぎは長さを半分に切る。
2 フライパンにサラダ油を熱し、サバを皮目から入れる。あいているところに長ねぎを入れる。
3 サバがこんがりしたら裏返し、さらに4～5分焼く。長ねぎはこんがりするまで転がしながら焼く。器に盛り、すだちを添える。

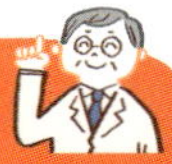

おいしさのコツ

フライパンで焼くことで、DHAやEPAを含む脂を落とさず効率的にとれます。焼き上がりもしっとり。

うつを撃退！

サバに豊富な不飽和脂肪酸は酸化しやすいのがたまにキズ。抗酸化作用の強いビタミンCを含むすだちの果汁をたっぷりかけて、酸化を防ぎます。

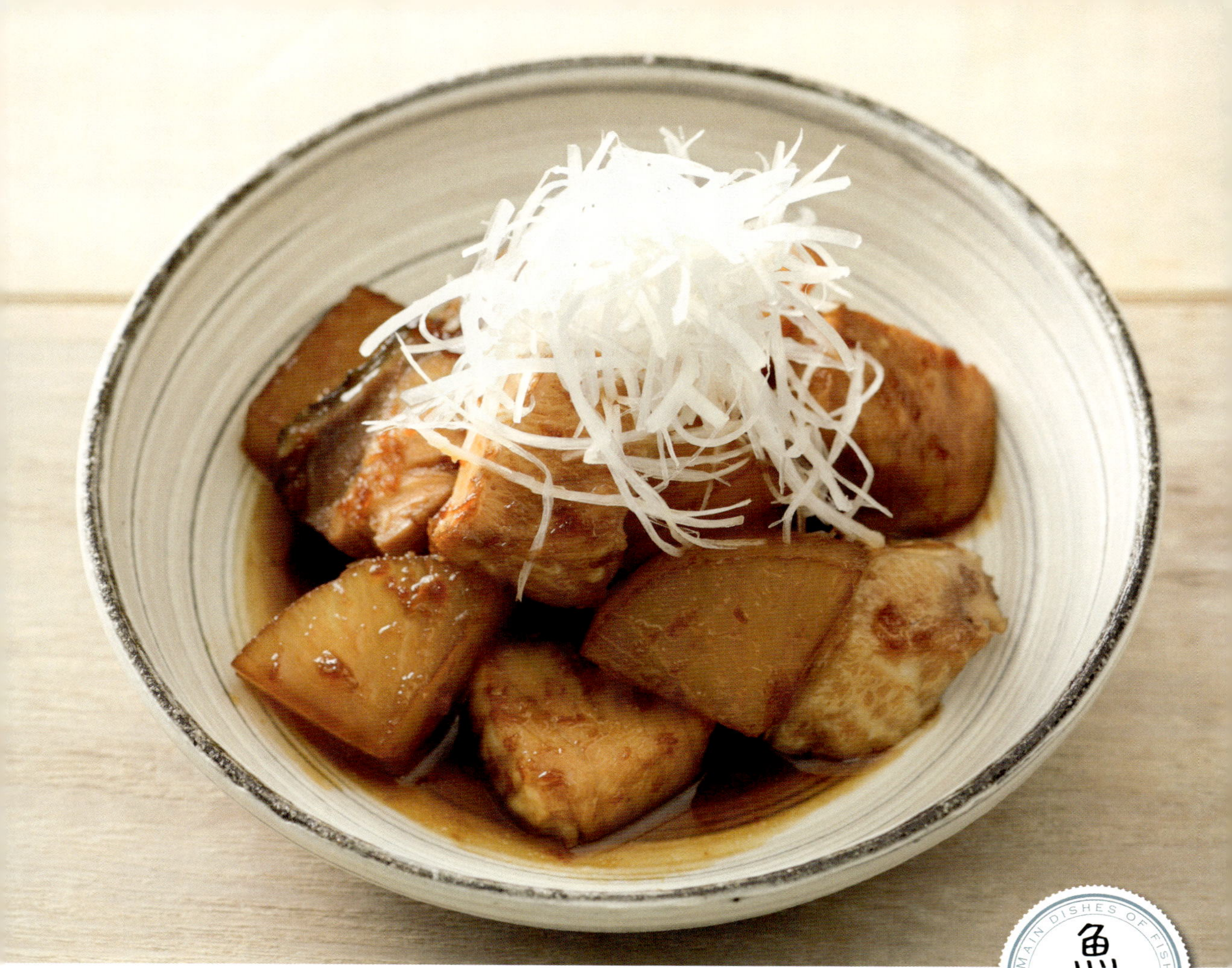

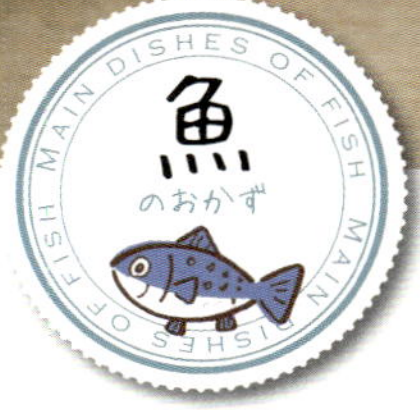

ブリのうまみが溶け出た煮汁をたっぷり吸った大根も美味

ブリ大根

材料（1人分）

ブリ……1切れ
大根……1cm
A ｛だし汁……1カップ
　　砂糖、しょうゆ、酒……各大さじ1
　　おろししょうが……少量
長ねぎ……5cm

●1人分242kcal　塩分1.2g

作り方

1 ブリはひと口大に切り、さっと熱湯に通す。大根は放射状に4等分に切る。長ねぎはせん切りにし、水にさらす。

2 鍋にAと大根を入れて煮立て、ブリを加え、煮汁が少なくなるまで煮る。器に盛り、長ねぎをのせる。

うつを撃退！

ブリの栄養価は魚の中でもトップクラス。神経伝達物質の合成に働くビタミンB群や、カルシウムの吸収を促すビタミンDなどが含まれます。

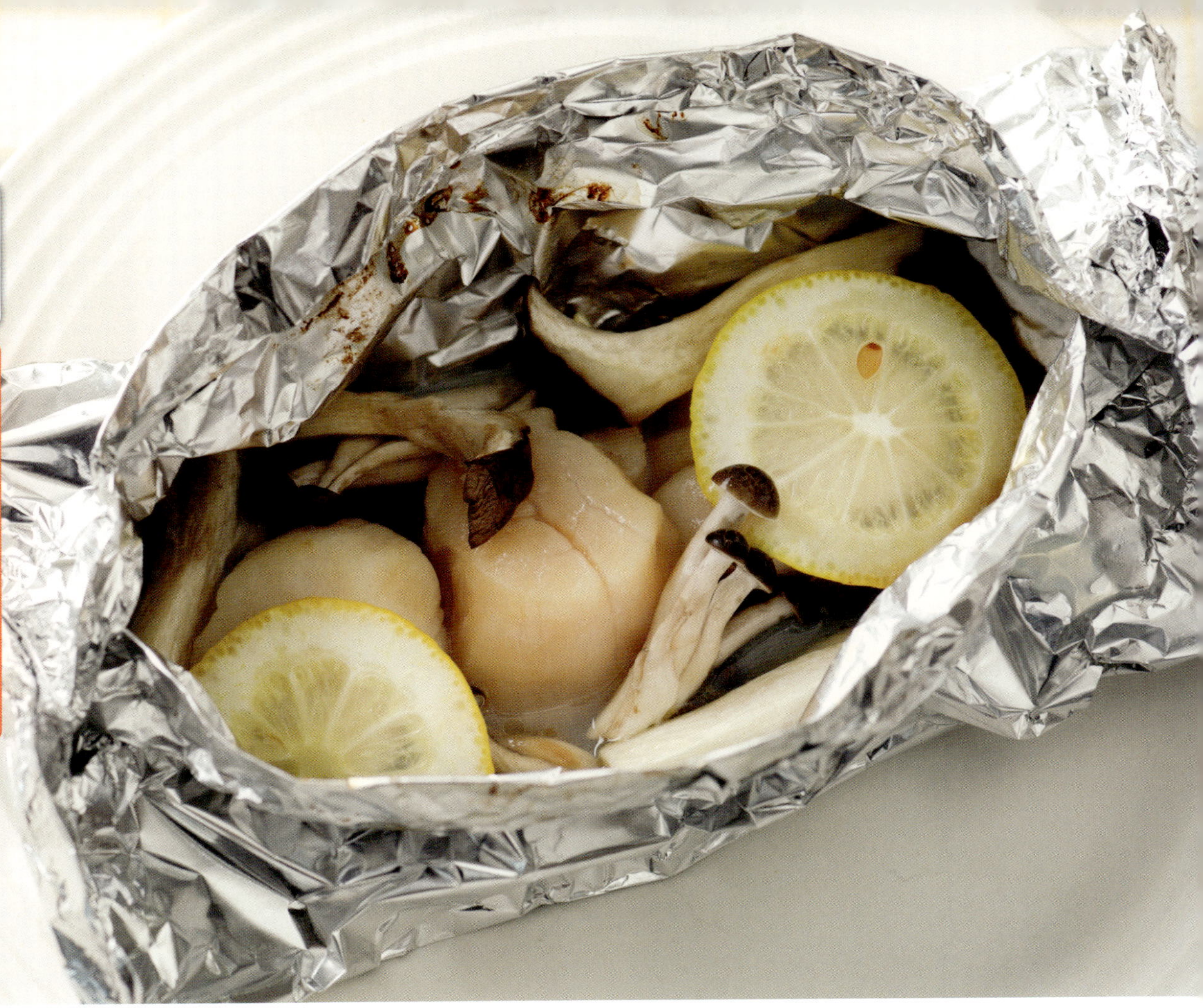

濃厚なうまみをレモンバター味で。オーブントースターで簡単

ほたてときのこのホイル焼き

材料（1人分）

ほたて貝柱……3個
好みのきのこ（しめじ、エリンギなど）……合わせて50g
A ｛酒……小さじ1
　 しょうゆ……少量
バター……5g
レモン（薄切り）……2枚

●1人分123kcal　塩分0.7g

作り方

1 しめじはほぐす。エリンギは食べやすくさく。
2 アルミホイルを広げてほたて、きのこをのせ、Aをかける。バターとレモンをのせて口を閉じ、オーブントースターで10分ほど焼く。

ホイルでふっくら

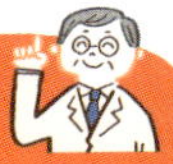

アルミホイルの口をしっかりと閉じることで、うまみを逃さず、しっとり仕上がります。ほたてのかわりにかきで作っても。

うつを撃退！

ほたては低脂肪で高たんぱく。亜鉛などのミネラルも多く含みます。ビタミンDや食物繊維の豊富なきのこと合わせれば、ひと皿でバランスよく、うつの改善に必要な栄養素が多くとれます。

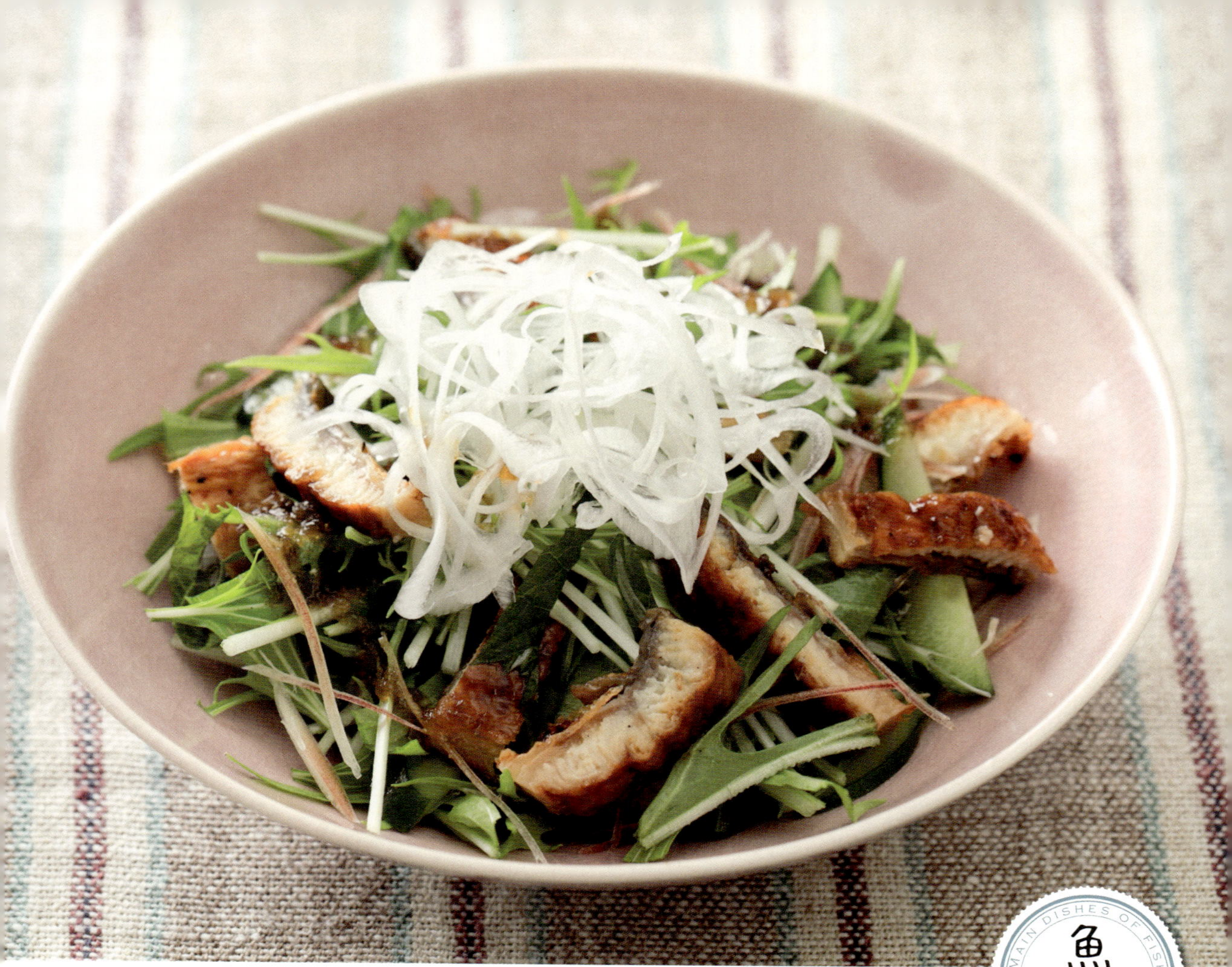

魚 のおかず

市販のかば焼きも目先を変えて。香り豊かな野菜と一緒にいただきます

ウナギのサラダ仕立て

材料（1人分）

- ウナギのかば焼き（市販）……… 1/2串
- 水菜 ……… 小1株（30g）
- 青じそ ……… 2枚
- みょうが ……… 1/2本
- きゅうり ……… 1/4本
- 長ねぎ ……… 5cm
- A ｛ 和風ドレッシング（市販）…… 小さじ2
- 　　粉山椒 ……… 少量

●1人分185kcal　塩分1.2g

作り方

1 ウナギは1cm幅に切る。水菜は5cm長さに、青じそ、みょうがはせん切りに、きゅうりは縦半分に切ってから斜め薄切りにする。長ねぎは斜め薄切りにして水にさらす。

2 器に水菜、青じそ、みょうが、きゅうりを合わせて盛り、ウナギをのせ、合わせたAをかける。水けをきった長ねぎをのせる。

うつを撃退！

ウナギは亜鉛やビタミンB_1、B_2、Dなど、うつ病患者さんにおすすめの成分をたっぷり含んだ優秀食材。みょうがや青じそと合わせると、独特のくせが抑えられ食べやすくなります。

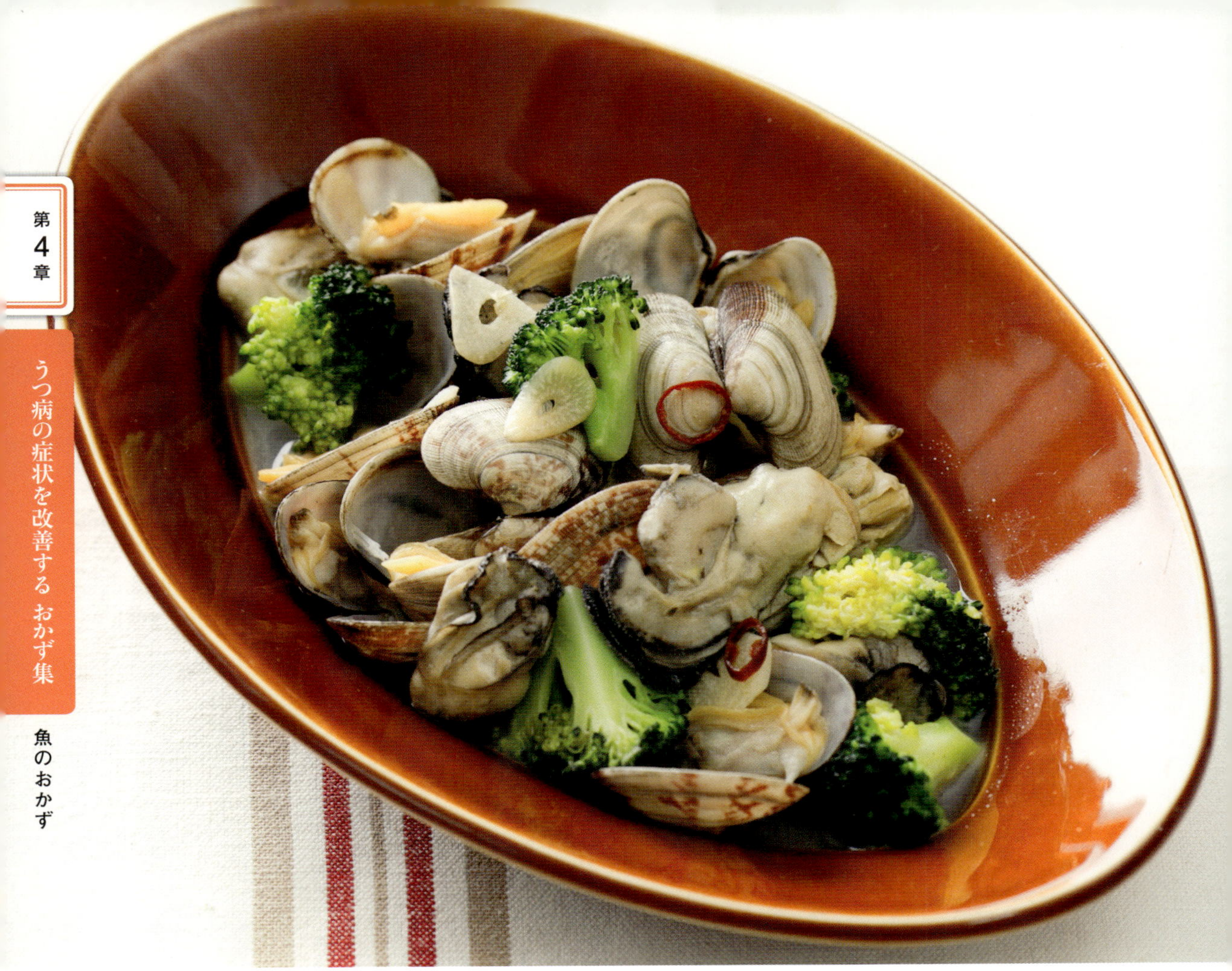

2つの貝のうまみが満載！ にんにくの香りも食欲をそそります

カキとアサリのにんにく風味

材料（1人分）

カキ …… 4〜5個
アサリ（殻つき・砂抜き済み）… 100g
ブロッコリー（冷凍）…… 4房
にんにく（薄切り）…… ½片
赤唐辛子（小口切り）…… 少量
白ワイン …… 大さじ1
塩、こしょう …… 各少量
バター …… 小さじ1
オリーブオイル …… 小さじ2

●1人分182kcal 塩分2.3g

作り方

1 カキはよく洗って水けをふく。ブロッコリーは半分に切る。
2 フライパンにオリーブオイルとにんにく、赤唐辛子を入れて火にかけ、香りが立ったらカキを加えて炒める。
3 アサリ、ブロッコリーを加え、白ワインをふってふたをし、アサリの口が開いたら、塩、こしょうで味をととのえ、バターを加えて混ぜる。

うつを撃退！

亜鉛や鉄が不足するとうつ病のリスクが上がります。カキやアサリを積極的にとって、ミネラル不足を防ぎましょう。オレイン酸を含むオリーブオイルも、うつ病の改善に働きます。

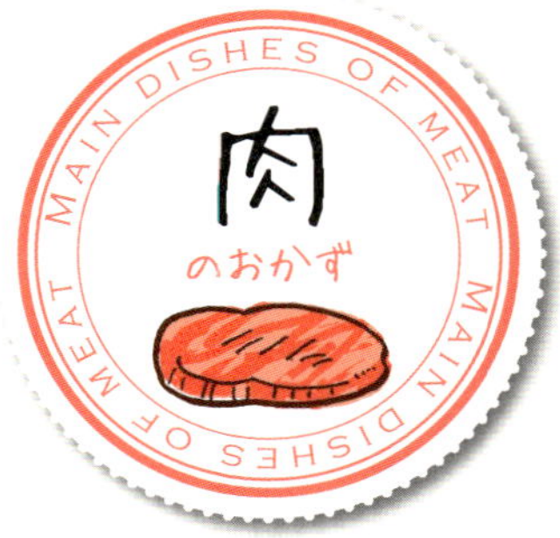

焼き肉のたれを使えば味つけもすぐ決まる！　たっぷりの野菜を添えて

豚肉のしょうが焼き

材料（1人分）

豚ももしょうが焼き用肉 …… 4枚

A ｛ 焼き肉のたれ（市販）…… 大さじ2

　　おろししょうが …… 少量

サラダ油 …… 少量

キャベツ（せん切り）…… 1枚

青じそ（せん切り）…… 1枚

トマト（くし形切り）…… ¼個

●1人分295kcal　塩分1.8g

作り方

1 フライパンにサラダ油を熱し、豚肉を並べ入れる。

2 裏返して両面をこんがりと焼き、Aを加え、軽く煮つめながらからめる。器に盛り、キャベツと青じそを合わせたものと、トマトを添える。

魚と並ぶ重要なたんぱく源。豚肉はビタミンB_1、鶏肉はビタミンB_6、牛肉は鉄や亜鉛などミネラル豊富です。脂肪の少ない部位を中心に1日100gが摂取の目安。

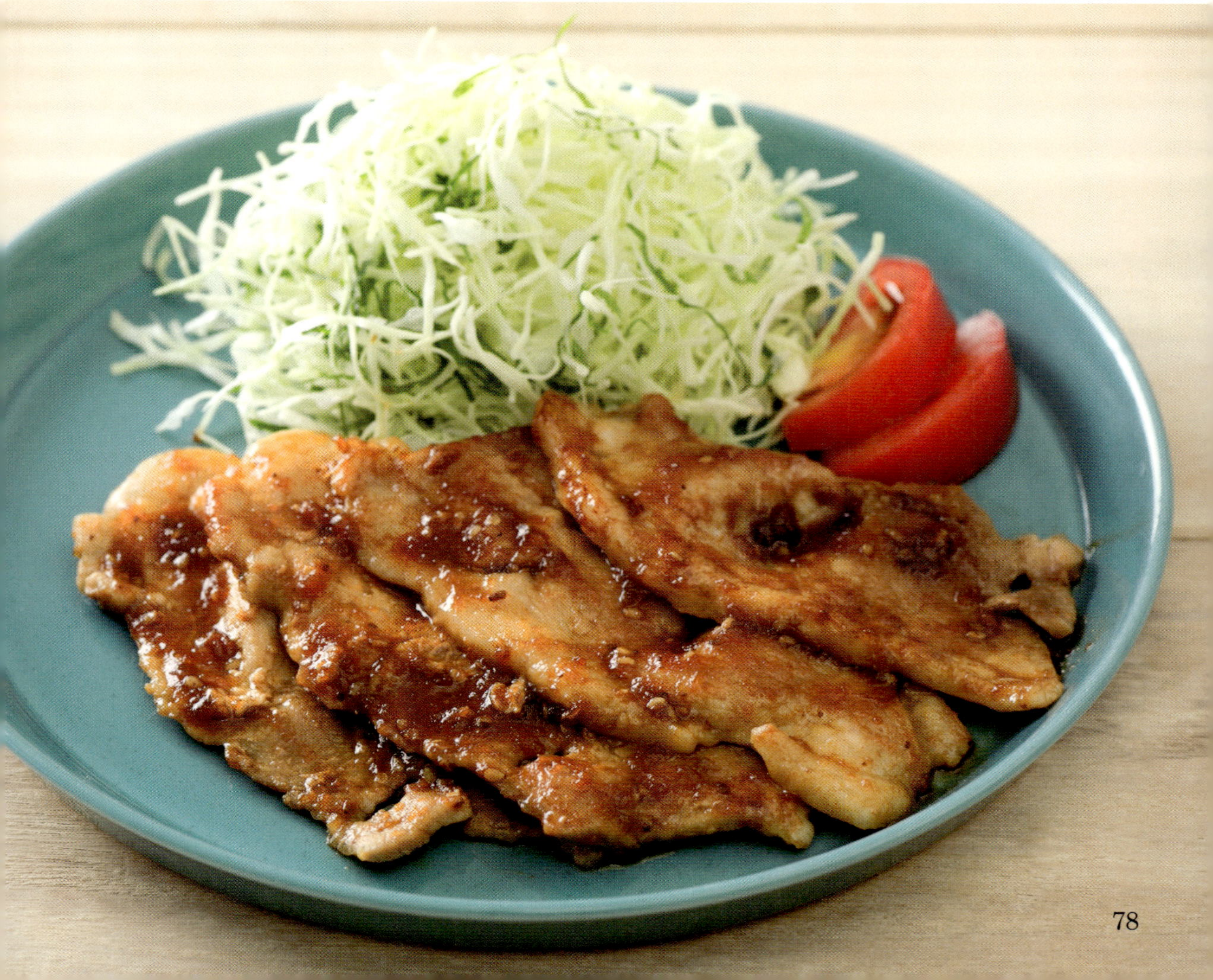

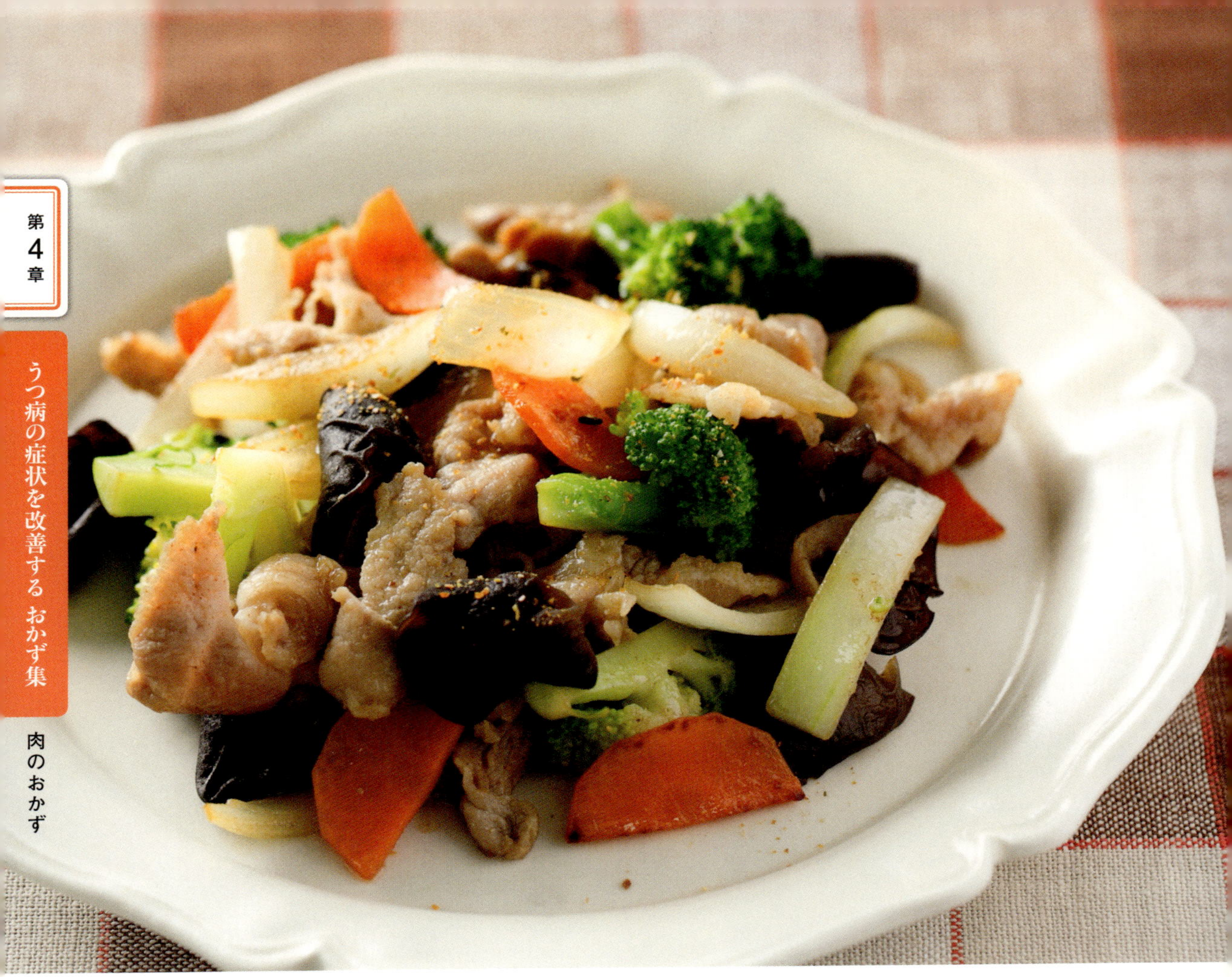

肉と野菜のうまみがひと皿にぎゅっ。仕上げの七味はお好みで

豚肉とブロッコリー炒め

材料（1人分）

豚こま切れ肉……80g
ブロッコリー（冷凍）……3房
玉ねぎ……⅛個
にんじん……1cm
きくらげ（乾）……2g
A しょうゆ……小さじ1
A 砂糖……小さじ½
サラダ油、七味唐辛子……各少量

●1人分227kcal　塩分1.0g

作り方

1 ブロッコリーは半分に切る。玉ねぎは1cm幅に、にんじんは薄切りにしてから半分に切る。きくらげは水につけてもどし、大きければ半分に切る。

2 フライパンにサラダ油を熱し、豚肉を炒める。色が変わったらブロッコリー、玉ねぎ、にんじんを加えてさらに炒め、きくらげ、Aを加えて混ぜる。器に盛り、七味唐辛子をふる。

うつを撃退！

乾物のきくらげは常備しておくと便利。食物繊維を含むほか、うつ病のリスクを下げるビタミンDもたっぷりです。ブロッコリーも神経伝達物質の合成にかかわる葉酸が豊富。

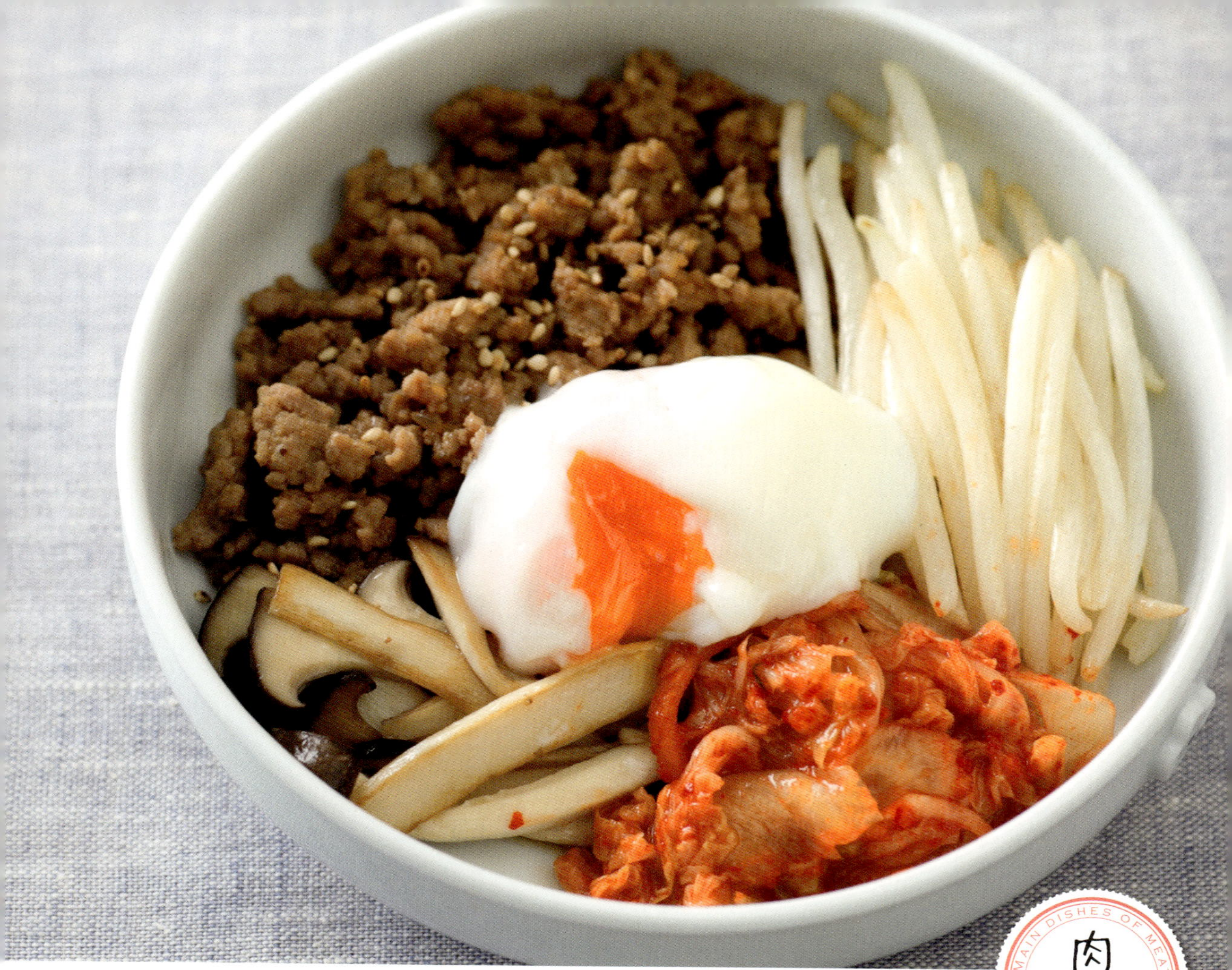

簡単ビビンバ風の一品。ごはんやうどんにのせるのもおすすめです

そぼろともやし、エリンギの韓国風

材料（1人分）

豚ひき肉 …… 100g
もやし …… ¼袋
エリンギ …… 1本
白菜キムチ …… 適量
温泉卵（市販） …… 1個
焼き肉のたれ（市販） …… 大さじ2
白いりごま …… 少量
塩、こしょう …… 各少量
ごま油 …… 適量

●1人分430kcal　塩分3.0g

作り方

1 エリンギは長さを半分に切ってから薄切りにする。

2 フライパンにごま油少量を熱し、ひき肉を炒め、ぽろぽろになったら焼き肉のたれとごまを加えてさらに炒めて取り出す。フライパンをさっとふいてごま油少量を熱し、もやし、エリンギをそれぞれ炒め、塩、こしょうをふる。

3 器にひき肉ともやし、エリンギを盛り、キムチを添え、温泉卵をのせる。

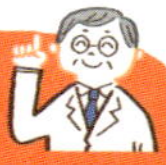

忙しいときは…

すべての材料を合わせて炒めてしまってもOKです。焼き肉のたれは野菜とも相性がいいので、1本あるとなにかと便利です。

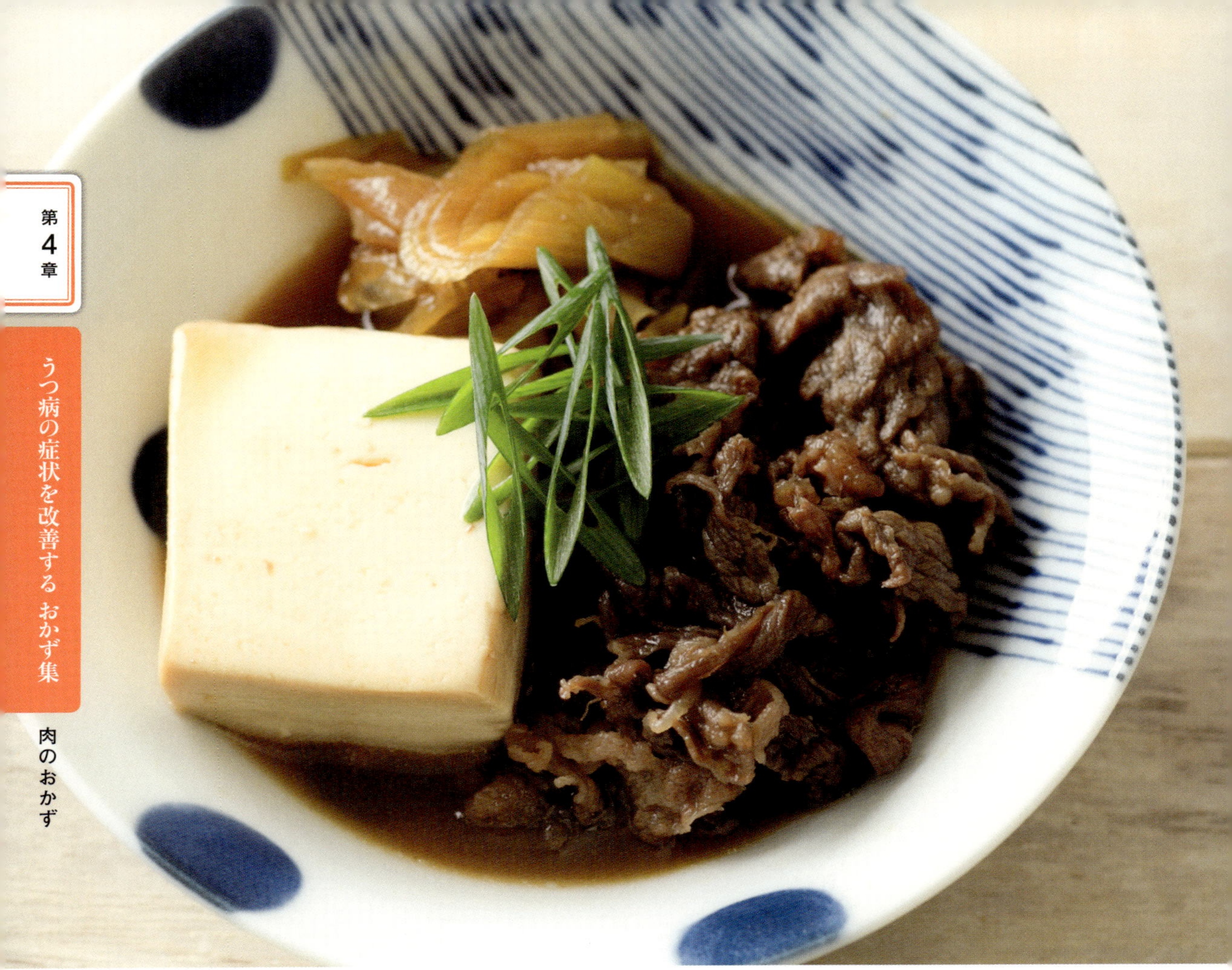

合わせて煮るだけでこのうまみ。好みで七味唐辛子をふって

すき煮

材料（1人分）

牛こま切れ肉……80g
長ねぎ……½本
豆腐（絹ごし）……¼丁
A｛酒……大さじ2
　 砂糖、しょうゆ、みりん……各大さじ1
万能ねぎ（斜め切り）……少量

●1人分311kcal　塩分1.2g

作り方

1 長ねぎは2cm幅の斜め切りにする。
2 小鍋に牛肉、豆腐、長ねぎを入れ、Aを加えて煮立て、弱火にして5～6分煮る。器に盛り、万能ねぎをのせる。

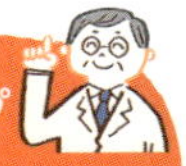

食べごたえアップ

豆腐を焼き豆腐にかえたり、しらたきを加えたりしても。すき焼きのように溶き卵を添え、くぐらせて食べてもおいしく、栄養価も上がります。

うつを撃退！

牛肉のトリプトファンやメチオニンは抗うつ効果が期待できます。牛肉は鉄や亜鉛などのミネラルも豊富。

仕上げのレモンのおかげで、こっくりクリームも軽い味わい

豚レバーのクリーム煮

材料（1人分）

豚レバー……80g
マッシュルーム……2個
玉ねぎ……¼個
にんにく（みじん切り）……½片
塩、こしょう、小麦粉……各少量
白ワイン……大さじ1
生クリーム……¼カップ
A ｛レモン汁……小さじ½
　 塩、こしょう……各少量
オリーブオイル……適量
粗びき黒こしょう、イタリアンパセリ（粗みじん切り）……各少量

●1人分393kcal　塩分1.1g

作り方

1 レバーは薄切りにして水洗いし、水けをふいて塩、こしょうをふり、小麦粉を薄くまぶす。マッシュルームは薄切りに、玉ねぎは1cm幅に切る。

2 フライパンにオリーブオイル少量を熱し、レバーをカリッと焼き、一度取り出す。

3 **2**のフライパンにオリーブオイル少量とにんにくを入れて火にかけ、香りが立ったら玉ねぎとマッシュルームを炒める。

4 しんなりしたらレバーを戻し入れ、白ワインをふる。生クリームを加えてひと煮し、Aで調味する。器に盛り、黒こしょうとパセリをふる。

うつを撃退！

レバーはビタミンB_1、B_2、葉酸、鉄など、うつ病の改善に重要な働きをする成分がしっかりとれるおすすめ食材のひとつ。きのこはしいたけ、しめじなど好みのものを。ビタミンDや食物繊維が補給できます。

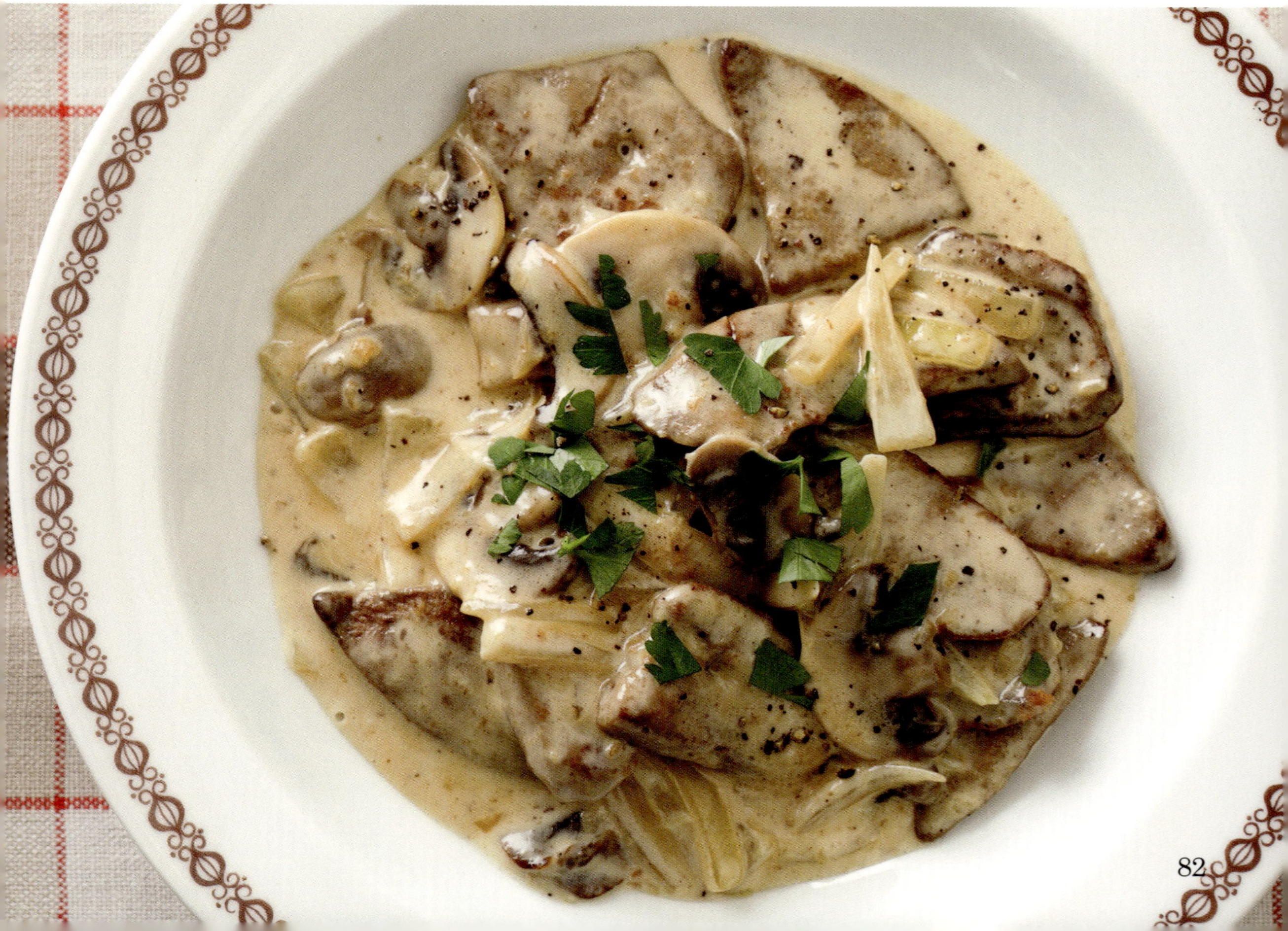

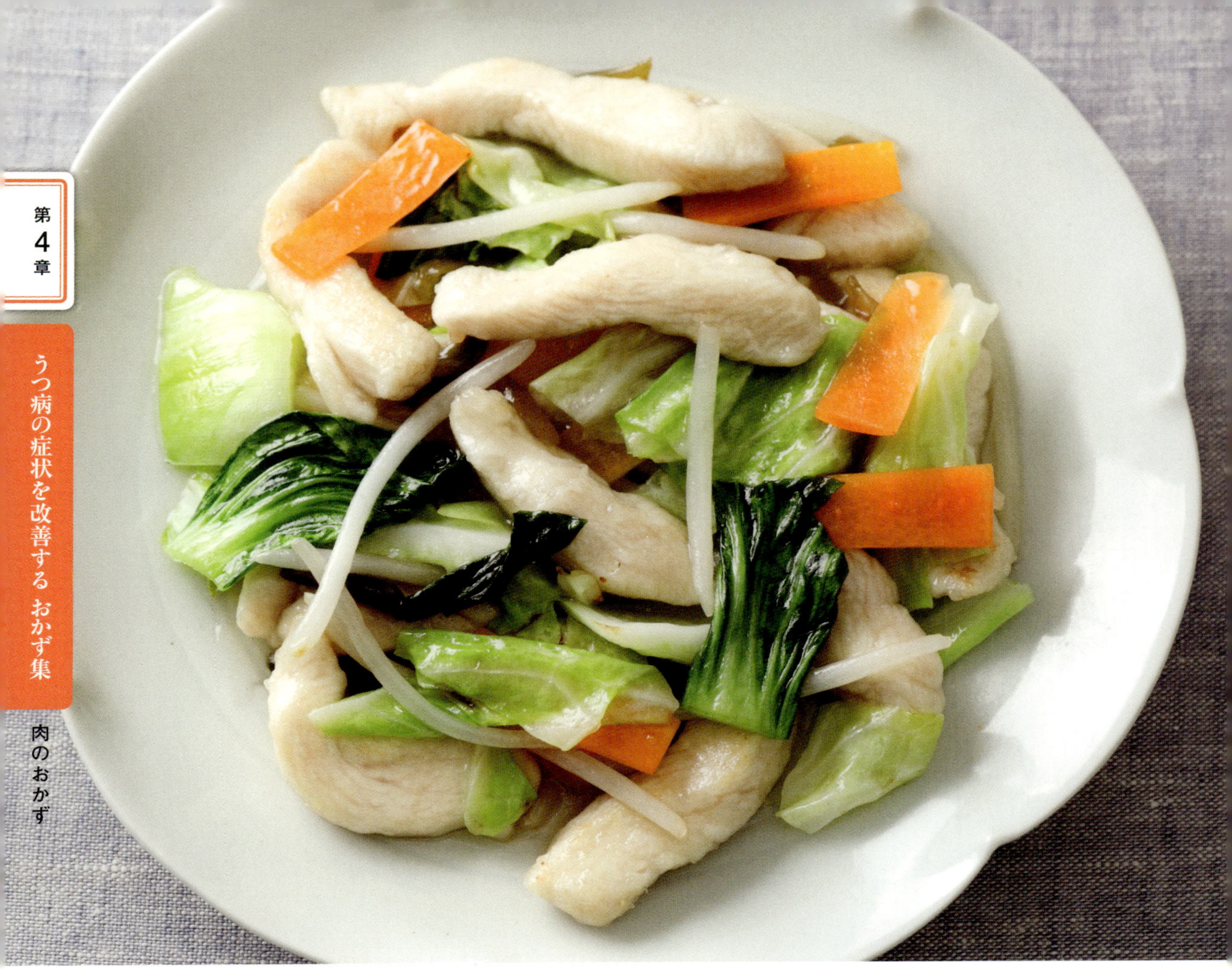

ザーサイが味のポイントに。野菜はどんなものでも好相性

鶏肉と野菜の中華炒め

材料（1人分）

鶏むね肉 ⅓枚（約70g）
カット野菜（市販・野菜炒め用） 100g
ザーサイ（びん詰め） 10g
塩、こしょう、片栗粉 各少量
A
- 水 大さじ4
- 酒 大さじ1
- 片栗粉 小さじ½
- 鶏ガラスープの素、こしょう、砂糖 各少量

サラダ油 小さじ2

●1人分265kcal　塩分2.9g

作り方

1 鶏肉は細切りにして塩、こしょうをふり、片栗粉をまぶす。ザーサイは細切りにする。Aは合わせておく。
2 フライパンにサラダ油を熱し、鶏肉を炒め、色が変わったら野菜とザーサイを加えて炒め合わせる。
3 Aを混ぜながら加え、全体を大きく混ぜてからめる。

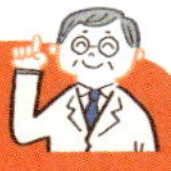

おいしいヒント

脂肪が少なくパサつきがちな鶏むね肉ですが、片栗粉をまぶして炒めることで、しっとりと仕上がります。

うつを撃退！

カット野菜を選ぶときにはなるべく緑黄色野菜が入っているものをチョイス。不足しがちな葉酸が多く含まれます。

野菜のおかず
SIDE DISHES OF VEGETABLES

具だくさんにして、塩分のとりすぎを防ぎます

カラフル野菜のポトフ

材料（1人分）

じゃがいも …… $\frac{1}{2}$個
にんじん …… $\frac{1}{8}$本
玉ねぎ …… $\frac{1}{8}$個
セロリ …… 3cm
ブロッコリー（冷凍） …… 2房
カリフラワー（冷凍） …… 2房
プチトマト …… 2個
A｛水 …… 2カップ
　 固形スープの素 …… 1個

●1人分83kcal　塩分1.8g

作り方

1 じゃがいも、にんじんは乱切りに、玉ねぎは横半分、セロリは1cm幅に切る。ブロッコリー、カリフラワー、プチトマトは半分に切る。

2 鍋にAとじゃがいも、にんじんを入れて煮立て、玉ねぎ、セロリ、カリフラワーを加えて15分ほど煮る。ブロッコリー、プチトマトを加えてひと煮する。

野菜は葉酸をはじめとするビタミン、ミネラル、食物繊維など、うつ病の改善に重要な栄養素の宝庫。魚や肉の主菜と合わせ、1品は必ず添えるようにしましょう。

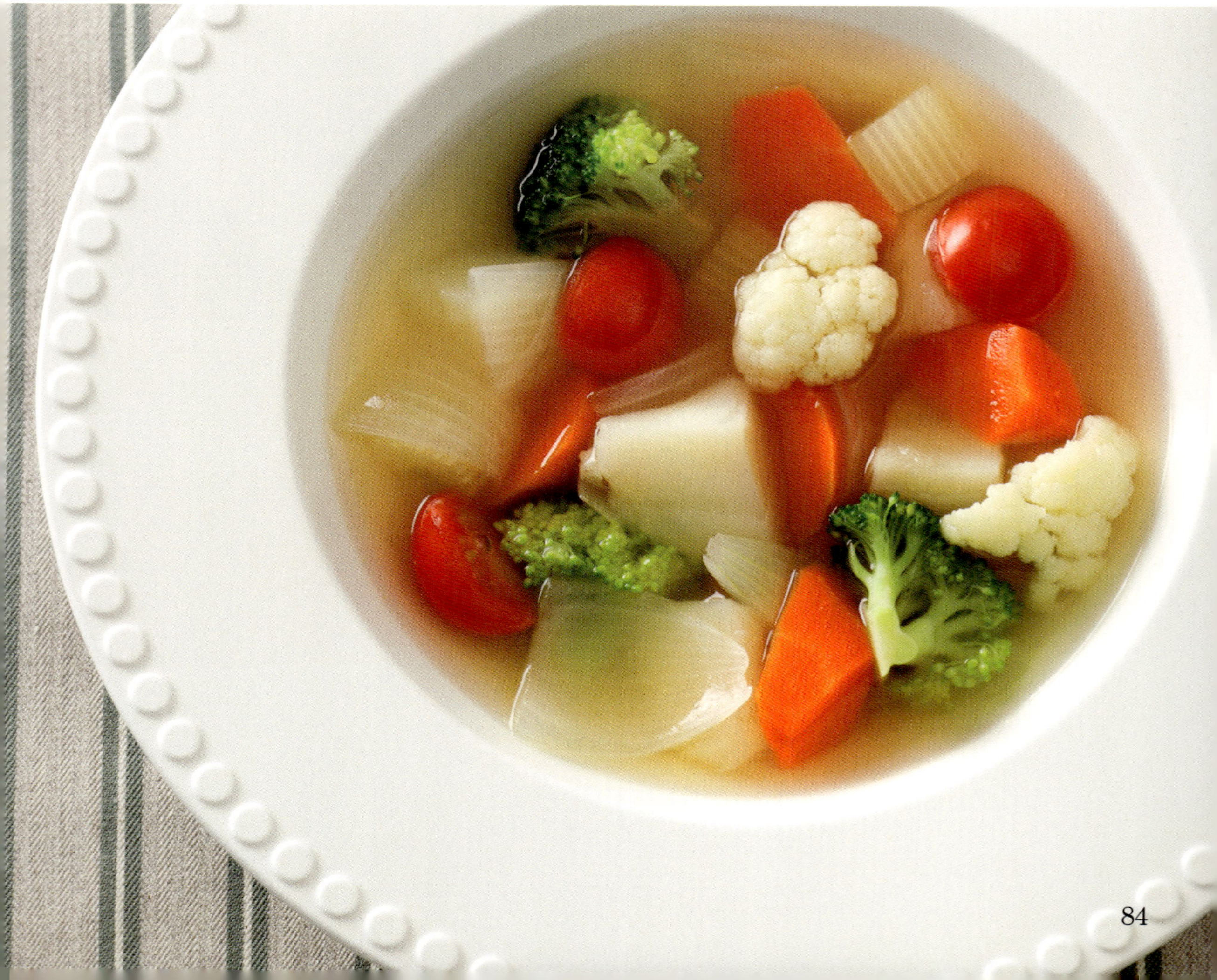

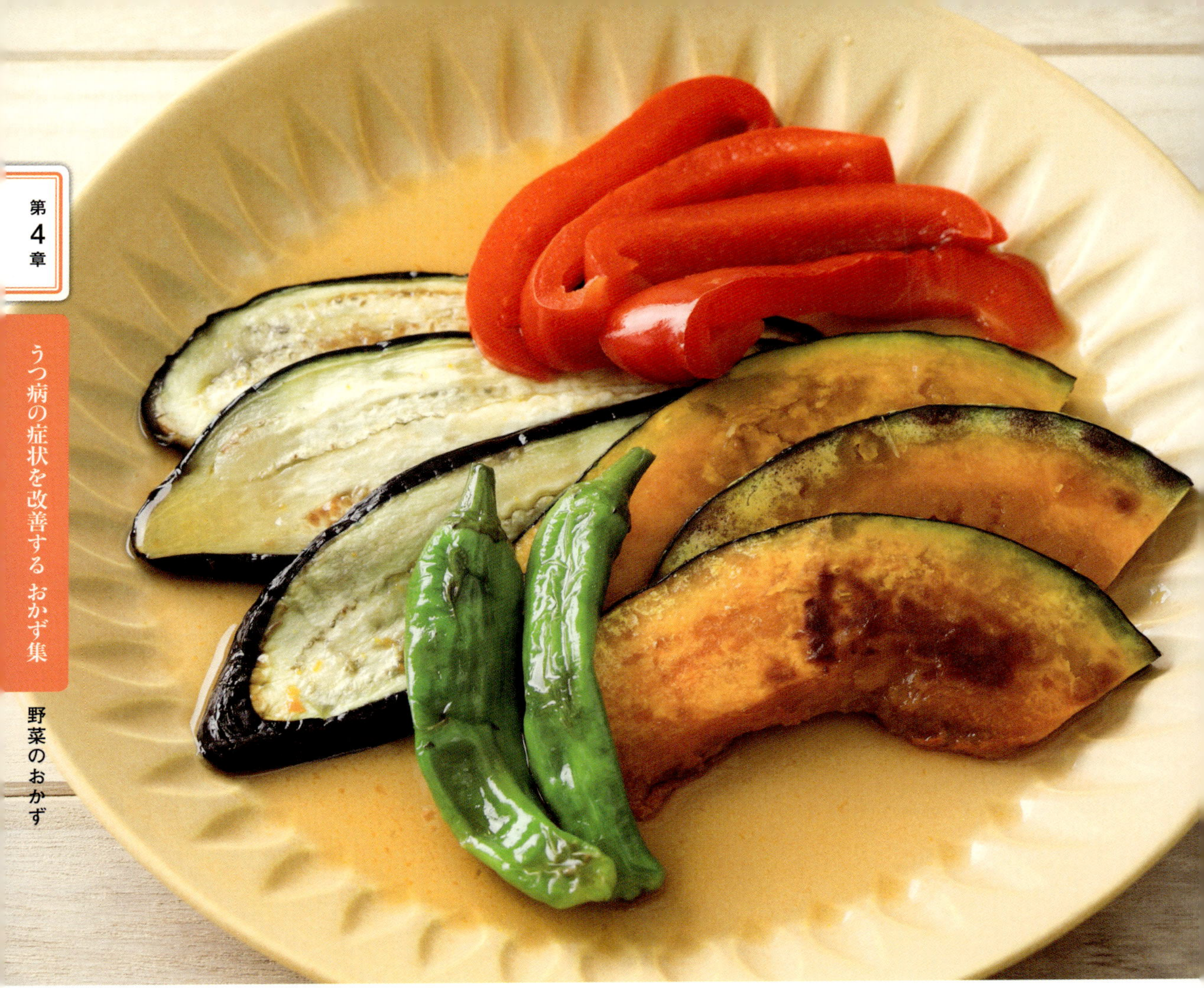

こんがり焼くと、野菜のうまみ、甘みを実感できます

野菜の焼きびたし

材料（1人分）

なす ……… ½本
かぼちゃ ……… 60g
パプリカ（赤）……… ¼個
ししとう ……… 2本
A
- 水 ……… 大さじ4
- めんつゆ（3倍濃縮）…… 大さじ2
- 砂糖 ……… 小さじ¼
- おろししょうが ……… 少量

サラダ油 ……… 大さじ1

●1人分196kcal　塩分1.3g

作り方

1 なすは縦に薄切りに、かぼちゃは6～7mm厚さに、パプリカは縦2cm幅に切る。Aは合わせておく。

2 フライパンにサラダ油を熱し、**1**の野菜とししとうを入れてしんなりするまで焼く。熱いうちにAに漬け、味をなじませる。

めんつゆがなければ…

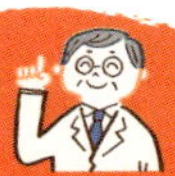

Aのかわりにポン酢しょうゆをさっとかけると、酸味が効いてよりさっぱりといただけます。長ねぎやしいたけなどを焼いて加えるのもおすすめです。

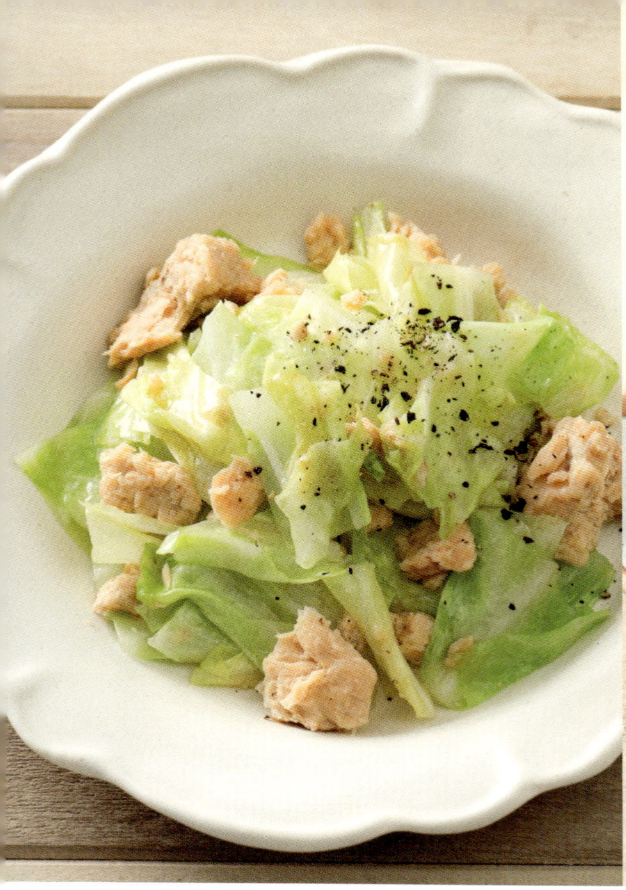

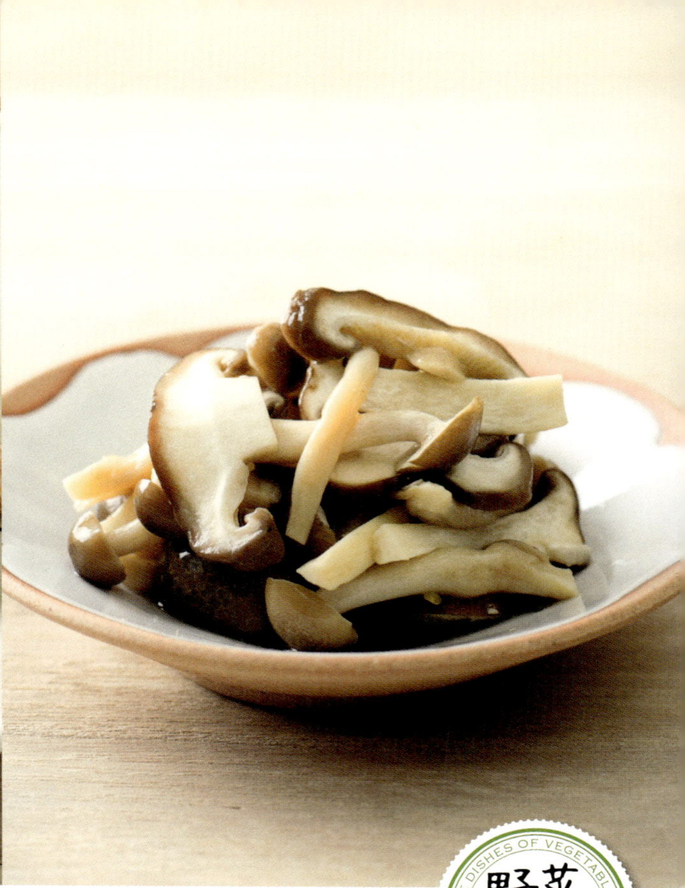

野菜 のおかず

しっかり食べるために
キャベツのビタミンUで胃腸の健康をキープ

キャベツとサケ缶の炒めもの

材料（1人分）

キャベツ ……………………………… 1枚
サケ缶 ……………………………… ⅙缶
A { 塩、顆粒スープの素、粗びき黒こしょう ……………… 各少量
サラダ油 ……………………………… 少量

●1人分105kcal　塩分1.6g

作り方

1 キャベツはひと口大に切る。
2 フライパンにサラダ油を熱し、キャベツを炒める。しんなりしたらサケ缶を加えてひと炒めし、Aを加えて炒め合わせる。

うつのリスクを高める
ビタミンD不足を解消

きのこのレンジマリネ

材料（1人分）

好みのきのこ（エリンギ、しめじ、しいたけなど）
……………………………… 合わせて100g
A {
ポン酢しょうゆ ……………… 大さじ1
砂糖 ……………… 小さじ¼
ゆずこしょう ……………… 少量
}

●1人分34kcal　塩分1.5g

作り方

1 きのこは食べやすい大きさに切る。
2 耐熱ボウルに入れてAをかけ、ふんわりとラップをして電子レンジで2分加熱する。そのまま冷まし、味をなじませる。

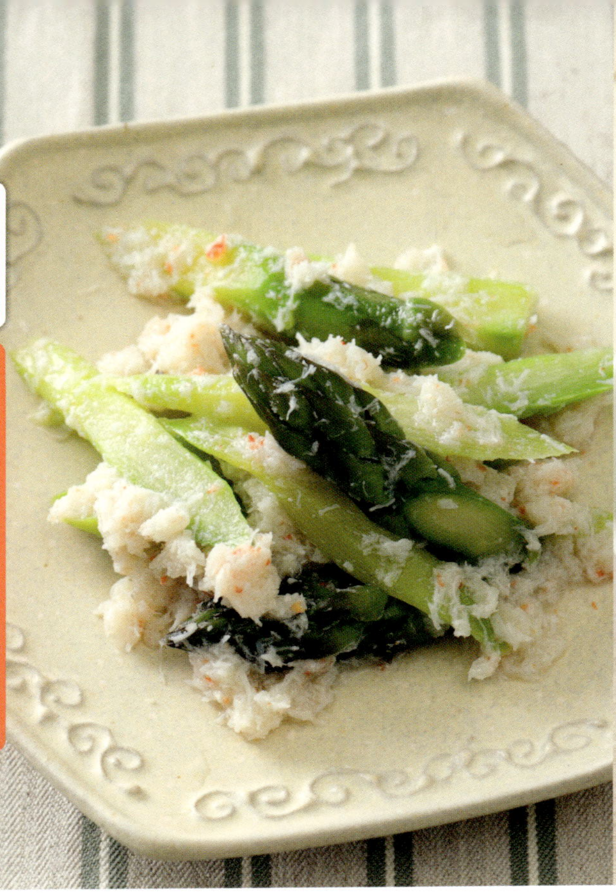

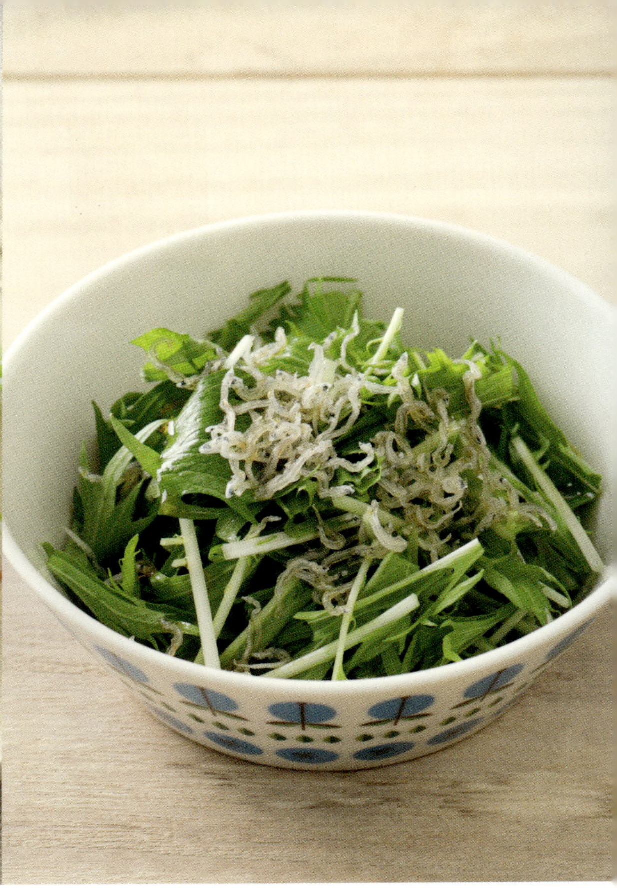

かみごたえのある副菜で
食べすぎを防ぎます

アスパラとカニ缶の中華風

材料（1人分）

グリーンアスパラ……2本
カニ缶（ほぐし身）……小½缶（30g）
A ｛ごま油、おろししょうが、塩、こしょう……各少量

●1人分66kcal　塩分1.2g

作り方

1 アスパラは根元のかたい部分を落とし、1cm幅の斜め切りにする。
2 耐熱ボウルに入れ、カニ缶を缶汁ごと加えてふんわりとラップをし、電子レンジで2～3分加熱する。Aを加えてあえる。

たっぷりの食物繊維で便秘解消
腸内環境をととのえてストレスに強くなる

水菜のじゃこポン酢

材料（1人分）

水菜……大1株（60g）
ちりめんじゃこ……大さじ1と½
ポン酢しょうゆ……小さじ1

●1人分28kcal　塩分0.8g

作り方

1 水菜は3cm長さに切ってボウルに入れ、じゃこ、ポン酢しょうゆを加えて混ぜる。

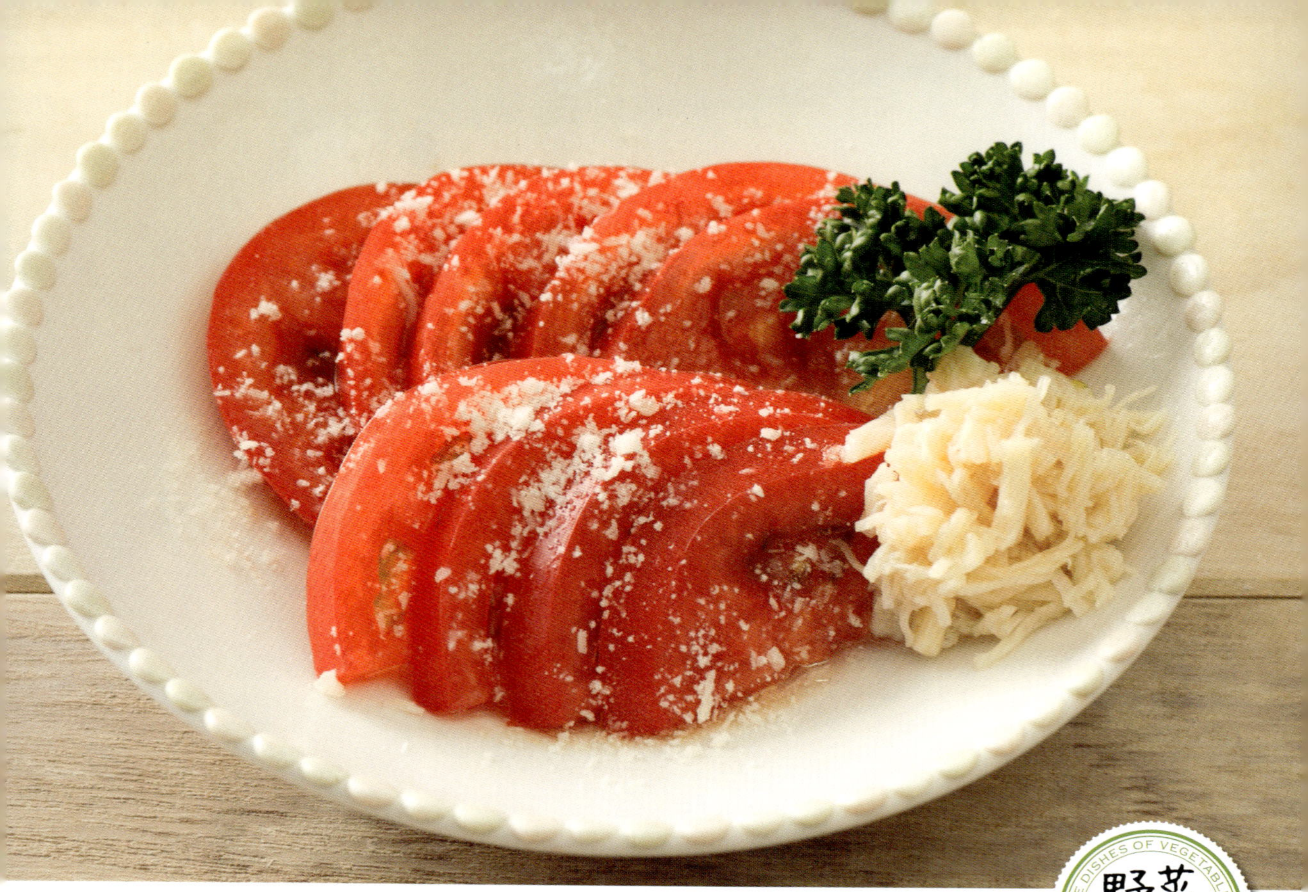

トマトにほたてを合わせてうまみ倍増
チーズの風味がアクセントに

トマトサラダ

材料（1人分）

- トマト……大½個
- ほたて缶（ほぐし身）……小½缶（35g）
- 好みのドレッシング（市販）……適量
- 粉チーズ……少量
- パセリ（あれば）……少量

●1人分 98kcal　塩分 0.7g

作り方

1. トマトは1cm厚さの半月切りにし、ほたてとともに器に盛る。
2. ドレッシングをかけ、粉チーズをふり、パセリを添える。

もっと手軽に…

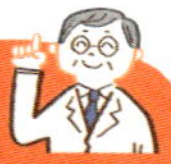

トマトはプチトマトでもOK。栄養価は変わりません。切る手間が省けてよりカンタン。ほたてとあえながらいただきましょう。

うつを撃退！

たんぱく質をプラスするなら、ほたて缶のほか、ツナ缶やカニ缶でもOK。ツナはノンオイルのものを使えば、エネルギーも抑えられます。

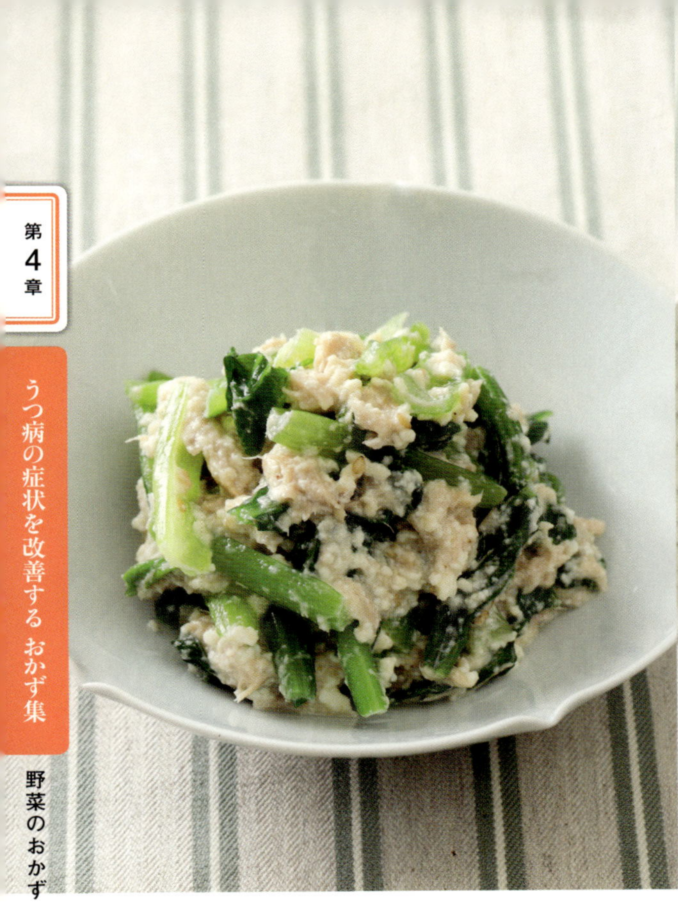

豆腐とツナを加えて
たんぱく質もとれる副菜に

小松菜の白あえ

材料（1人分）

小松菜 …… ¼束（70g）
ツナ缶 …… 小½缶（40g）
豆腐（木綿） …… ⅓丁
A ｛白すりごま …… 大さじ1と½
　 ｛砂糖 …… 大さじ1　しょうゆ …… 小さじ1と½

●1人分317kcal　塩分1.7g

作り方

1 豆腐は厚みを半分に切り、2～3枚重ねたキッチンペーパーに包んで10分ほどおき、水きりする。小松菜はゆでて水にとり、水けを絞って3cm長さに切る。ツナは軽く缶汁をきる。

2 ボウルに豆腐とAを入れ、つぶしながらなめらかに混ぜる。小松菜、ツナを加えて混ぜる。

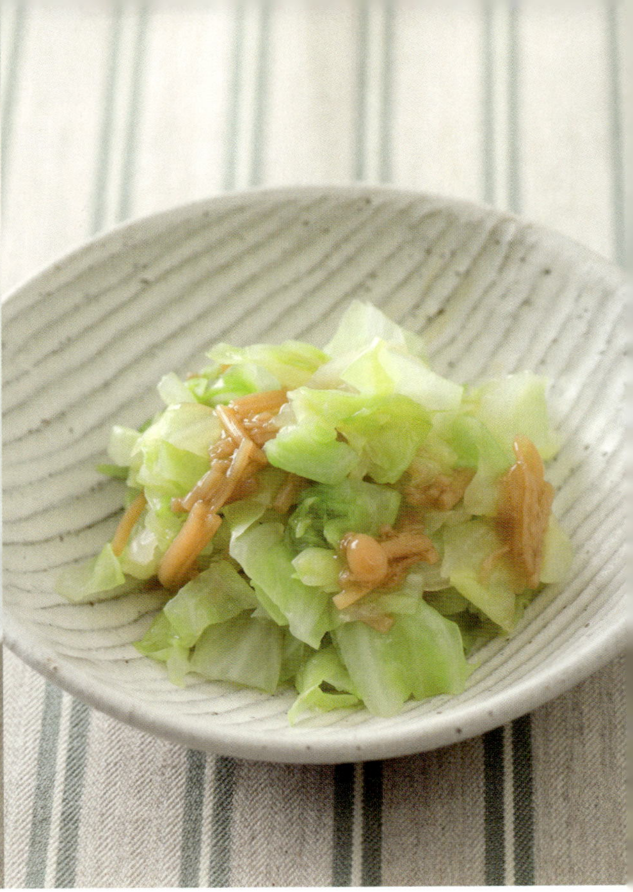

市販のなめたけとあえるだけで
うまみたっぷりの箸休めが完成！

キャベツのなめたけあえ

材料（1人分）

キャベツ …… 1枚
なめたけ（びん詰め） …… 小さじ2

●1人分15kcal　塩分0.5g

作り方

1 キャベツは小さめのひと口大に切り、耐熱ボウルに入れ、ふんわりとラップをして電子レンジで1分ほど加熱する。

2 水けをきり、なめたけを加えてあえる。

ツナやチーズと合わせて食べごたえもバッチリ！ みそ味でごはんに合う

豆腐とツナの和風グラタン

材料（1人分）

豆腐（木綿）……………… ½丁
ツナ缶 ……………… 小1缶（80g）
A
- みそ ……………… 小さじ1
- 酒、砂糖 ……………… 各小さじ½
- ごま油 ……………… 小さじ¼
- おろししょうが ……………… 少量

ピザ用チーズ ……………… 大さじ2

●1人分430kcal　塩分1.9g

作り方

1 豆腐は厚みを半分に切り、2～3枚重ねたキッチンペーパーに包んで10分ほどおいて水きりをして、ひと口大に切る。ツナは軽く缶汁をきってボウルに入れ、Aを加えて混ぜる。

2 耐熱の器に豆腐とツナを交互に重ねるように並べる。チーズをふり、オーブントースターでこんがりするまで焼く。

大豆の栄養をほぼ受け継いでいる豆腐や油揚げ、厚揚げは、肉や魚と並ぶ良質のたんぱく源。ヘルシーで、主菜にも副菜にも、使い勝手のいい素材です。

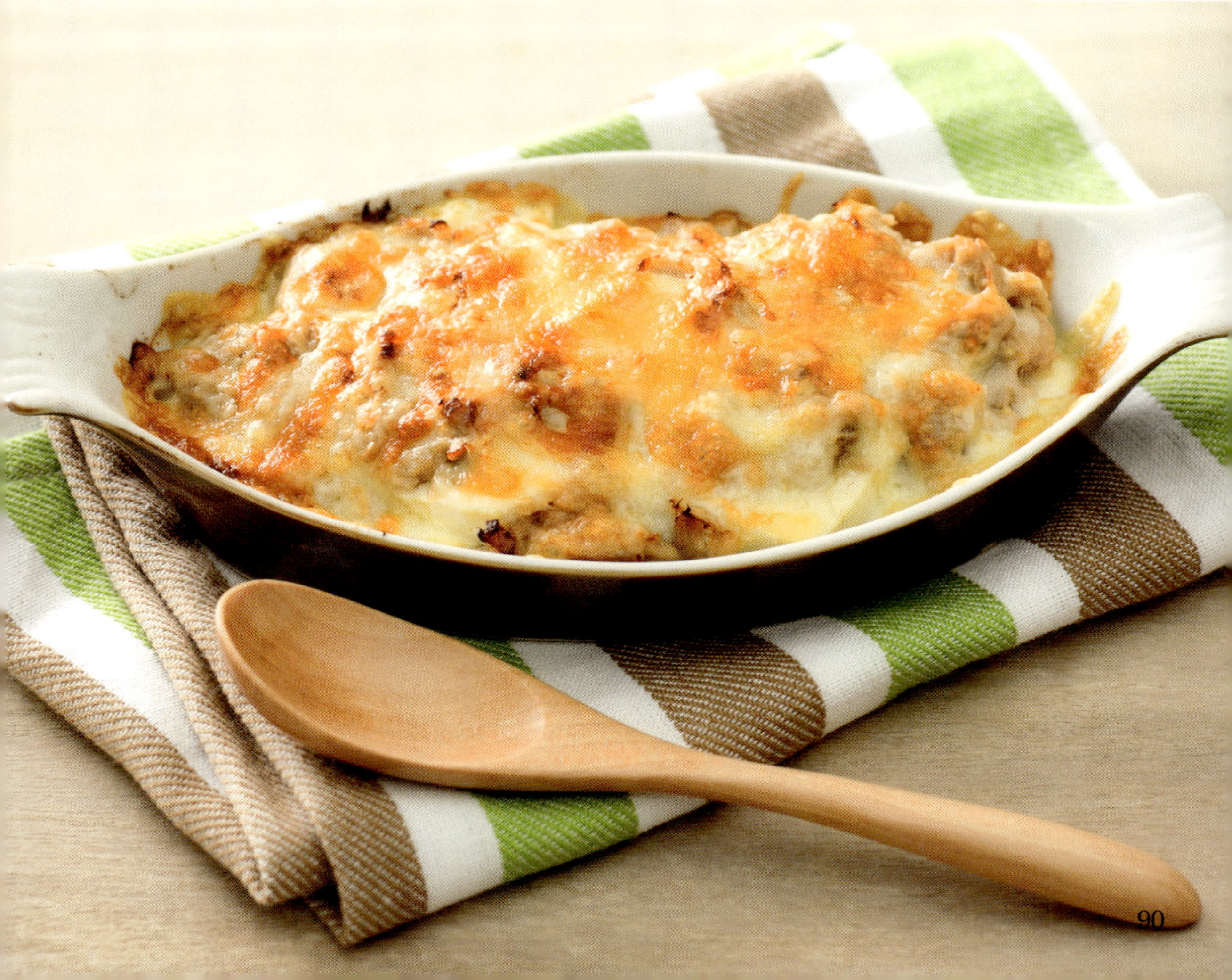

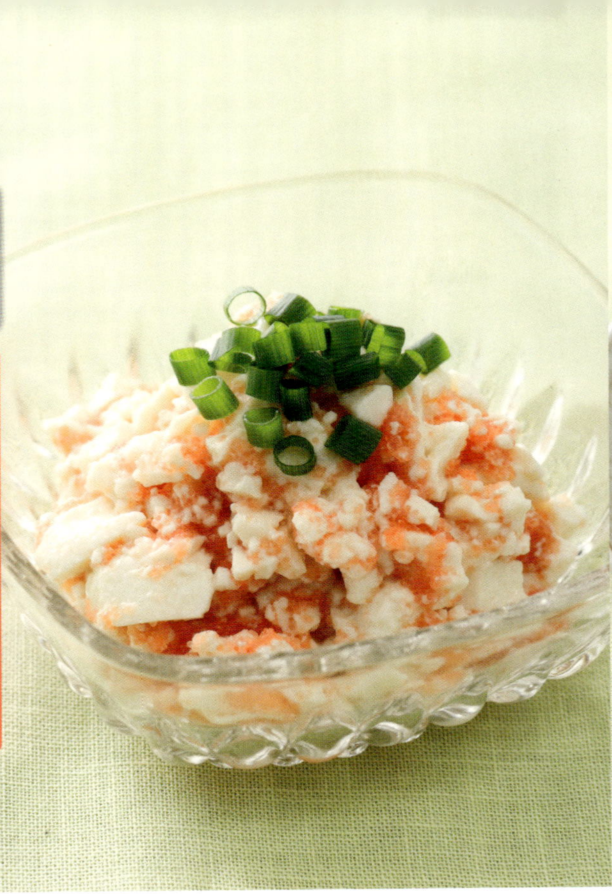

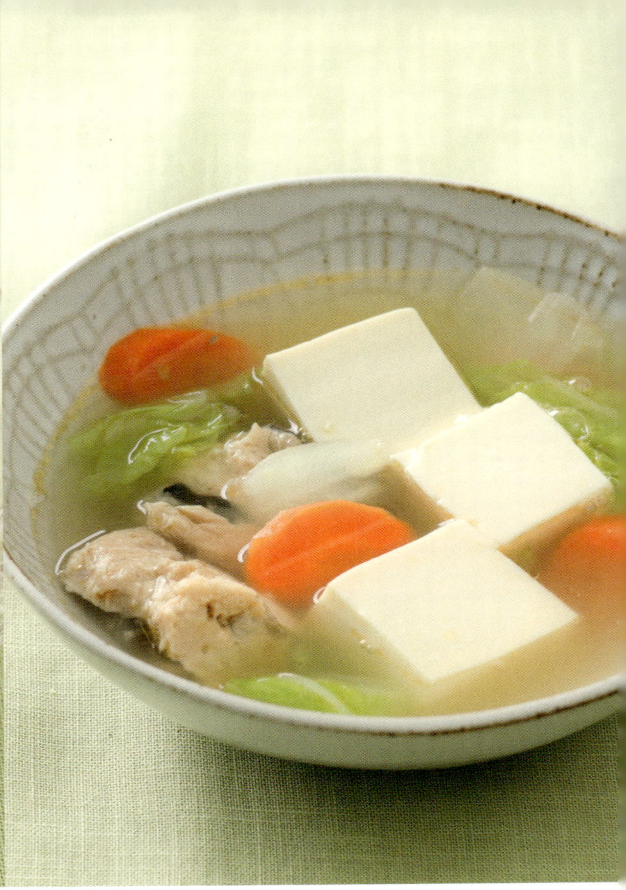

混ぜるだけのカンタン小鉢！
明太子の辛みや塩けを豆腐がマイルドに

豆腐の明太子あえ

材料（1人分）

豆腐（絹ごし）……1/3丁
明太子……20g
万能ねぎ（小口切り）……少量

●1人分82kcal　塩分1.1g

作り方

1 豆腐は厚みを半分に切り、2〜3枚重ねたキッチンペーパーに包んで10分ほどおいて水きりをする。明太子は薄皮を除く。

2 ボウルに豆腐を入れ、明太子を加えてあえる。器に盛り、万能ねぎをのせる。

スープ仕立てで食欲のないときにも
サケのうまみが広がります

豆腐のうま煮

材料（1人分）

豆腐（絹ごし）……1/4丁
白菜……1/4枚
サケ缶……1/4缶
にんじん……1cm
A ｛水……1カップ
　　固形スープの素……1/2個
塩、こしょう……各少量

●1人分145kcal　塩分1.3g

作り方

1 豆腐は3cm角に、白菜はざく切りに、にんじんは薄切りにする。

2 鍋にAを煮立て、**1**、サケ缶を加えてにんじんがやわらかくなるまで煮る。塩、こしょうで味をととのえる。

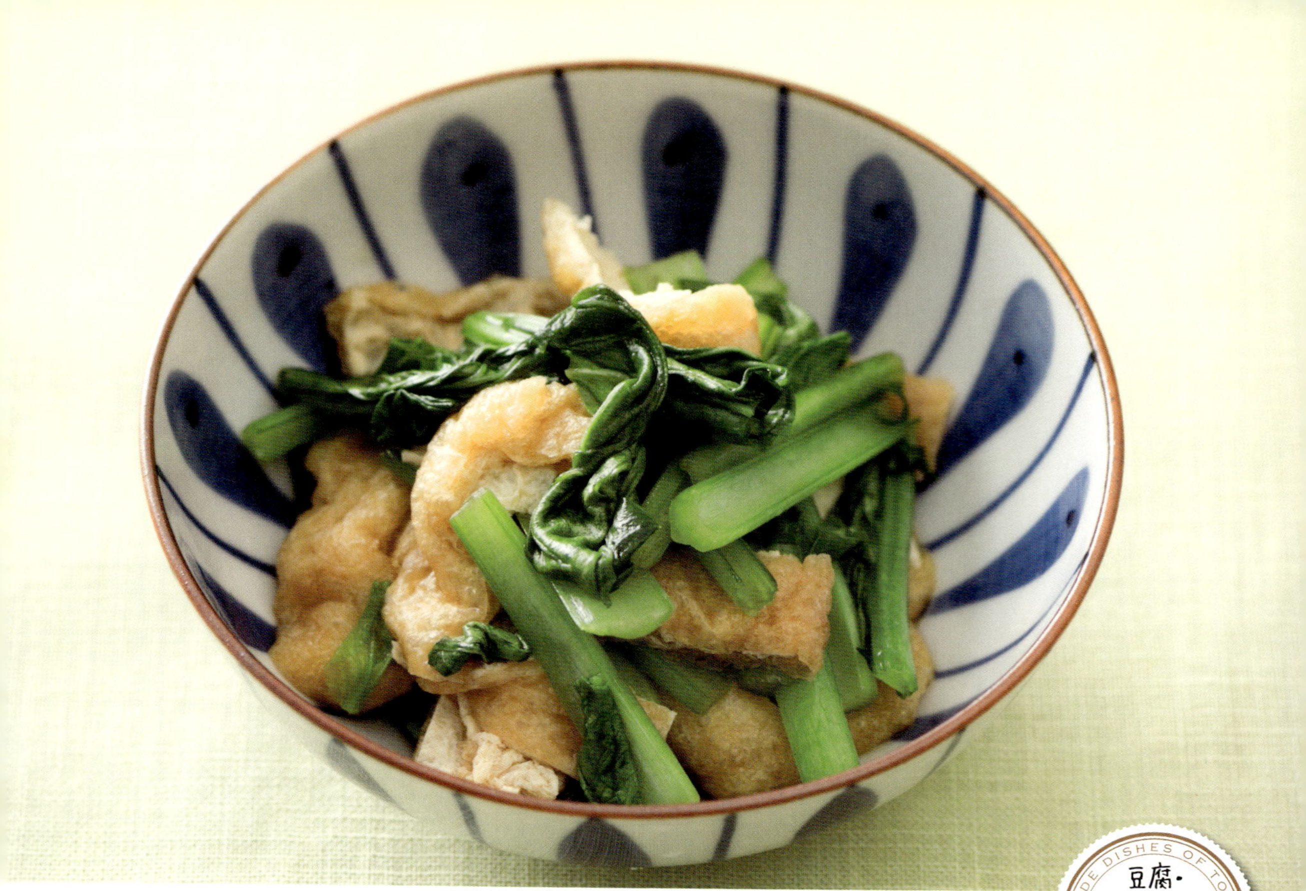

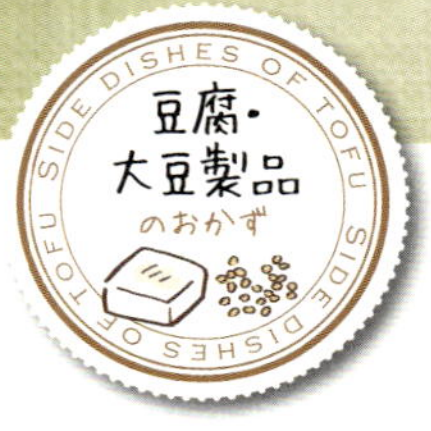

だしの効いた定番和食に気持ちもホッとする
おろししょうがが味の引き締め役

油揚げと小松菜の煮びたし

材料（1人分）

油揚げ		1枚
小松菜		¼束（70g）
A	だし汁	大さじ2
	しょうゆ	小さじ½
	みりん	小さじ⅓
	おろししょうが	少量

●1人分129kcal　塩分0.2g

作り方

1 油揚げは熱湯をかけて油抜きをし、横半分に切ってから2cm幅に切る。小松菜は4cm長さに切る。

2 鍋にAを煮立て、**1**を加え、小松菜がしんなりするまで煮る。

手軽なだしの素で

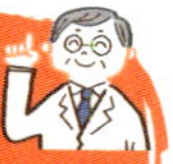

だし汁は、市販のだしの素を使うと簡単にとれます。ただし、だしの素には塩分が含まれるので、途中で味をみてしょうゆの分量を調整してください。

うつを撃退！

うつ病の改善に効果が期待できるアミノ酸と葉酸を補給できるメニュー。小松菜は、鉄やカルシウムなどミネラルも含みます。

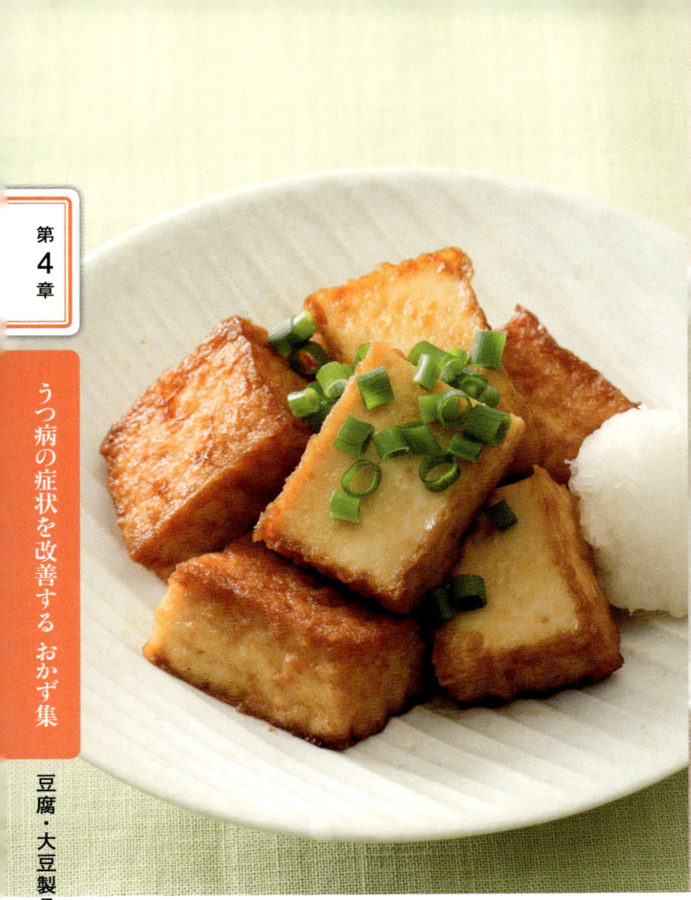

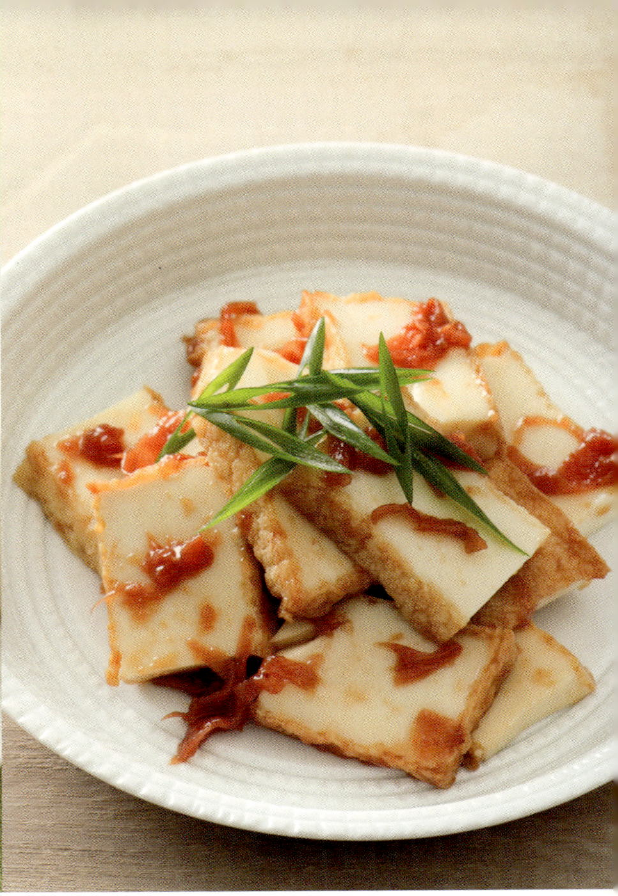

主菜にもなるボリュームおかず
冷めてもおいしいのでおべんとうにも◎

厚揚げのしょうが焼き

材料（1人分）

厚揚げ ………… ½枚
A ｛しょうゆ、みりん ………… 各小さじ1と½
　 おろししょうが ………… 少量｝
サラダ油 ………… 少量
大根おろし（水けをきる） ………… 大さじ1
万能ねぎ（小口切り） ………… 少量

●1人分238kcal　塩分1.3g

作り方

1 厚揚げは熱湯をかけて油抜きをし、ひと口大に切る。
2 フライパンにサラダ油を熱し、厚揚げを炒め、こんがりしたらAを加えてからめる。器に盛り、大根おろしを添え、万能ねぎをのせる。

梅干しの酸味でさっぱりと
削り節やすりごまをふってもおいしい

厚揚げの梅あえ

材料（1人分）

厚揚げ ………… ½枚
A ｛練り梅（市販） ………… 小さじ2
　 しょうゆ ………… 小さじ1｝
万能ねぎ（斜め切り） ………… 少量

●1人分179kcal　塩分1.8g

作り方

1 厚揚げは熱湯をかけて油抜きをし、1cm厚さのひと口大に切る。
2 ボウルに入れ、Aを加えてあえる。器に盛り、万能ねぎをのせる。

病気を正しく理解する

うつ病治療のQ&A

病気のこと、薬や食事療法のこと…
気になるけれど、なかなかお医者さまには
聞けない、さまざまな疑問にお答えします。

うつ病に関する 基礎知識

Q うつ病は、性格でしょうか、病気でしょうか？ どういう人がなりやすいのですか？

A うつ病は、なまけや気のゆるみによるものではなく、「がんばりすぎ」によって発症することの多い病気です。うつ病になりやすいタイプとして、几帳面、真面目、仕事熱心、完璧主義、他人思いなどの性格が挙げられます。これらは、社会ではむしろ望ましい性格といえますが、うつ病になると本来の性格とは反対の状態に陥りがちです。

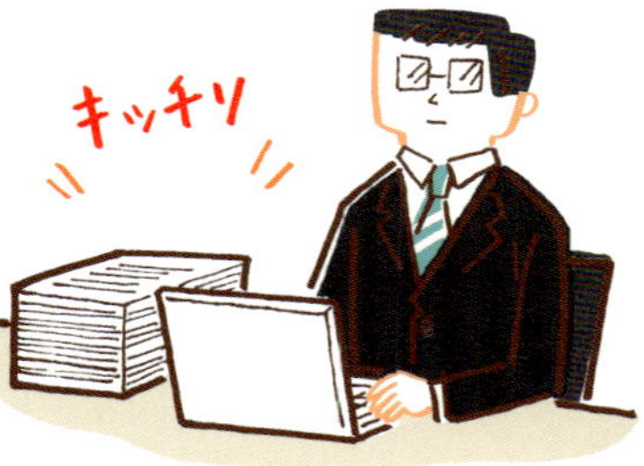

Q うつ病は治りますか？ 治療にはどのくらいかかるのですか？

A うつ病は、原則的に治る病気です。治療に要する期間は短くて3か月、通常は半年くらいと考えればいいでしょう。ただし、2～3割の人は1年以上治らずに慢性化するケースがあります。慢性化させないためには早めに専門医を受診し、治療を行うことが大切です。また、慢性化した場合や治りにくい場合は、双極性障害（躁うつ病＝躁状態とうつ状態の両方を示す）であることが少なくありません。双極性障害の場合には、うつ病と治療法が異なり、より長期間の経過観察が必要になります。

Q うつ病とストレスの関係について教えてください。

A うつ病はストレスを誘因として発症する病気です。ストレスを長きにわたって受け、とうとうがんばりがきかなくなって、ダウンしてしまった状態です。ですから、立ち直るためには、まずはストレスを取り除いてあげることが大切です。

たとえば仕事量の多い職場で長時間労働が続いてうつ病を発症し、出勤も困難になってしまった場合、「自宅療養をする」「仕事の負担を減らしてもらう」といったことが必要になります。人間関係上のストレスが影響している場合には、いったんその場から離れる、ということが役立ちます。

ストレスにさらされると、私たちの体はコルチゾールなどのストレスホルモンを出し、困難な状況を乗りきろうとします。しかし、ストレスホルモンが多い状

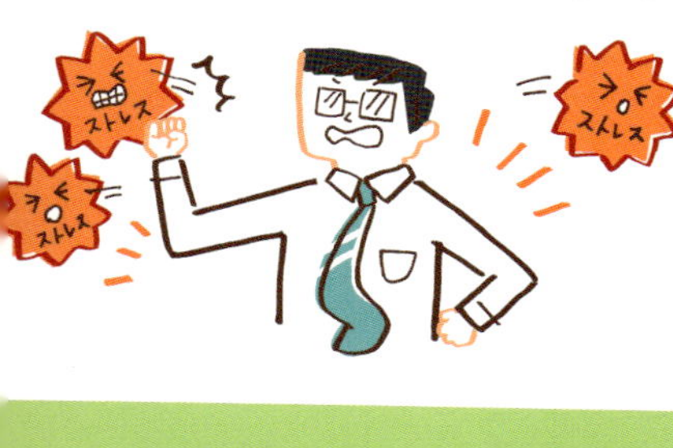

態が長く続くと、神経細胞を障害し、うつ病を発症すると考えられています。バランスよい食事や適度な運動は、ストレスホルモンが過剰にならないように働くこともわかってきました。

うつ病の治療について

Q どのような治療をするのですか？

A うつ病の治療は従来、①休息 ②環境調整 ③心理療法 ④生物学的治療法の4本柱といわれています。心身の「休息」は、どんな病気の治療でも必要です。うつ病はストレスがたまって発症するので、精神的にも休める環境をつくり、ストレスを減らすことが有効です（「環境調整」）。「心理療法」では、ストレスにうまく対処できるように指導やトレーニングを行います。そうして、抗うつ薬などの「生物学的治療」を行います。重症な場合は通電療法という、頭に電気を流す治療法を用いることもあります。

それから、もうひとつの柱として、食事や運動の指導が有効であることが、最近の研究によって明らかになってきました。糖尿病や高血圧などの生活習慣病では、食事療法と運動が治療に重要であることはよく知られていますが、これはうつ病にも当てはまるといえるでしょう。うつ病も生活習慣病のひとつと考えられるようになってきています。

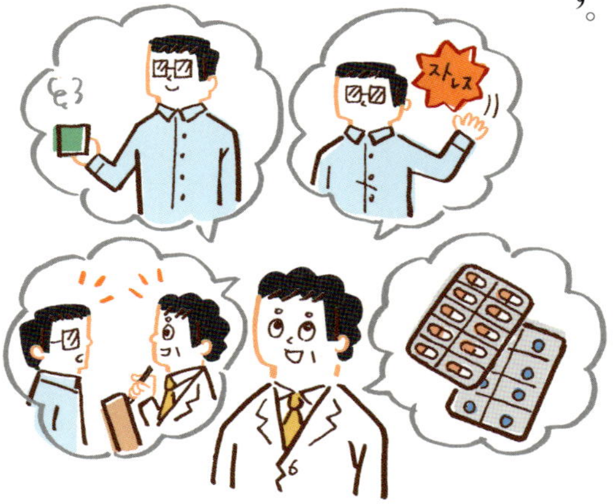

Q 休息が第一、といわれますが寝ていたほうがいいのでしょうか？

A うつ病の治療では「休息すべし」という治療の第一原則があります。しかし、これはストレスのかかる仕事などから離れて休む、という「心の休息」を指すのであって、「ベッドで安静にしていたほうがよい」ということではありません。むしろ、ストレスにならない程度の身体活動や運動であれば、行ったほうがよいのです。

なお、充分に休むために会社を辞めてしまうのは、まちがいです。うつ病は治る病気ですので、辞めてしまうと仕事に復帰できずに困ってしまいます。うつ病の治療中は人生の進路について重大な決定をしないのが原則です。

Q 運動はしたほうがいいのでしょうか？

A 近年、うつ病の治療法のひとつとして「運動療法」が効果的であることがわかってきました。認知行動療法や薬物療法と同等の効果がある、という研究結果もあります。うつ病の患者さんは、運動する意欲は乏しいのですが、まずは調子のよい時間帯に10分のウォーキングから始めて、徐々に時間を延ばしていき（1週間ごとに5分ずつ延ばすなど）、最終的に1日30〜40分程度のウォーキングを維持するようにするといいでしょう。
　身体活動量や運動量が多い人は、うつ病に罹患するリスクが低くなる、という研究結果も少なくありません。また、いったんうつ病を発症した人でも運動療法によって運動習慣ができあがると、その後再発リスクが減るという報告もあります。

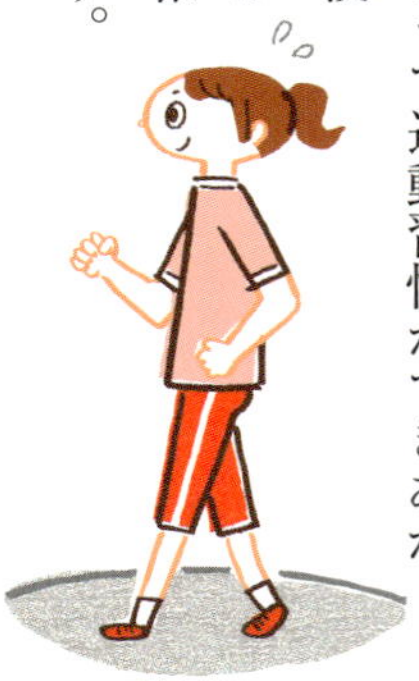

Q　うつ病に有効な心理療法とはどのようなものでしょうか？

A　現代のストレスの多くは人間関係に由来するものです。最も多いのは、職場の上司から受けるストレスであるといえるでしょう。人間関係に由来するストレスに対しては、認知行動療法やアサーション・トレーニング（上手に自己主張できるようになるためのトレーニング）などによって、人間関係にうまく対処する方法を身につけることが役立ちます。職場で上司から叱咤激励された場合、それを叱咤ととるか激励ととるかによって、受けるストレスの度合いも変わってきます。ものごとを悪く考えがちな人は、ちょっと立ち止まって、考え直してみるといいでしょう。そんなに悪いことばかりではないはずです。また、嫌なことをイヤといえずにため込んでしまうのも、ストレスの一因に。相手を傷つけずに自己主張できるようなトレーニングをしておけば、いろいろな状況で役立ち、ストレスがたまりにくくなるでしょう。

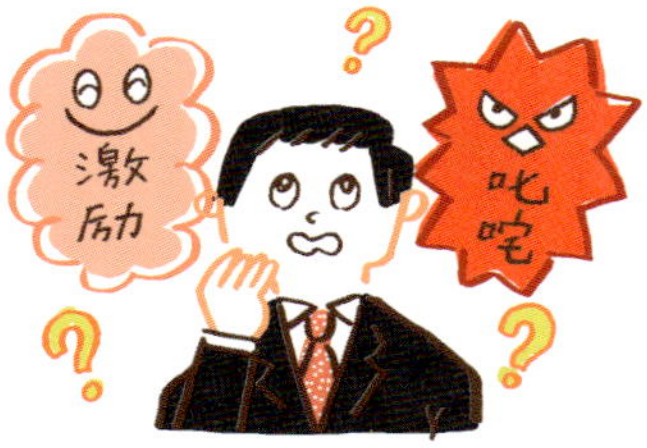

Q　薬を飲まずにカウンセリングなどで治すことはできませんか？

A　軽症のうつ病は、本書ですすめている食生活の改善や運動に加えて、認知行動療法やアサーション・トレーニングなどを行うことにより、治すことができるとされています。実際、軽症のケースでは抗うつ薬の効果も限定的であることが指摘されています。ただし、心理療法やカウンセリングには治療者の技量もかかわってきますので、注意が必要です。また、薬の中でも抗不安薬や睡眠薬は適宜利用したほうが症状軽減に役立つでしょう。中等症以上（出勤や家事が困難だったり、希死念慮《きしねんりょ》（自殺願望）がある場合など）では、抗うつ薬中心の薬物療法をきちんと行ったほうがいいでしょう。

Q　抗うつ薬の種類について教えてください。

A　抗うつ薬は、第一選択としてセロトニン再取り込み阻害薬（ジェイゾロフト®、レクサプロ®、パキシル®）、セロトニン・ノルアドレナリン再取り込み阻害薬（サインバルタ®、トレドミン®）、ノルアドレナリン作動性・選択的セロトニン作動薬（レメロン®、リフレックス®）などがあります。その他に三環系抗うつ薬や四環系抗うつ薬、スルピリド（ドグマチール®）などもあります。これらの薬のうちのどれを選ぶかは、効果というより副作用の観点から検討されることが多いのが実情です。
　副作用としては吐き気などの胃腸症状が比較的多くみられますが、服薬しているうちに出現しなくなることもしばしばあります。眠気が出る場合もありますが、不眠などの症状があるときには、寝る前に服用することで、この作用を逆に利用することもできます。食欲を高める作用を持つ場合も、食欲が低下している患者さんには効果的ですが、食欲がたかぶって肥満気味の患者さんにとっては副作用ということになります。副作用についてはほかにもありますので、主治医や薬剤師によく説明してもらうといいでしょう。

三環系抗うつ薬は、昔からある薬で、抗うつ効果はむしろ上記の比較的新しい薬より強いといわれていますが、さまざまな副作用があること（口やのどの渇き、便秘、起立性低血圧、排尿困難など）、大量に服薬すると致死的になることなどから、第一選択薬としてではなく、重症の患者、難治の患者に使われるようになってきています。

Q 抗うつ薬を飲み始めたのですが効果を実感できません…

A 抗うつ薬について知っておくべき大切な点は、薬を飲んでもすぐには症状は改善しない、ということです。薬が効いてくるのに数週間（通常は4～8週間）を要するのが普通です。しかし、吐き気などの副作用は服薬当初から出現します（必ずしも全員に副作用が出るわけではありませんが）。ですから、最初は「効いているのか効いていないのかわからない」という場合が多く、かえって副作用によって具合が悪くなったと感じる場合もあります。そうしたことを踏まえて、継続的に薬を飲み続ける必要があります。ひとつの薬を2～3週間飲んでも効かないからといって薬をかえたり、種類を増やしたりするのはよくありません。

Q 抗うつ薬以外の薬も処方されているのですが…

A 治療の初期には、抗うつ薬に加えて、抗不安薬、睡眠薬などを併用することがしばしば行われます。抗不安薬は即効性があり、不安、イライラ、抑うつなどに対してある程度の効果があります。睡眠薬は、不眠がある患者さんに充分な睡眠をとってもらうことを目的として処方されます。前述の通り、抗うつ薬の効果が出現するには数週間を要するため、初期にはこうした薬物を用いることが多いのです。しかし、抗うつ薬の効果が出てきたら、これらの薬を漫然と飲み続けるのではなく、徐々に減らして中止するのがよいでしょう。抗不安薬や睡眠薬には多少とも習慣性（依存性）があり、注意が必要です。

Q 抗うつ薬と市販の薬やサプリメントは一緒に服用してもかまいませんか？

A 抗うつ薬と市販の風邪薬、頭痛薬、下剤などとの併用については概して問題ありませんが、心配な場合は主治医や薬局の薬剤師に確認してみてください。サプリメントにもいろいろありますが、ビタミンやミネラルといった栄養機能食品については、一緒に摂取しても特に問題ないでしょう。また、うつ病に効果のあるサプリメントとして、セントジョーンズワート（西洋オトギリソウ）という食品が市販されていますが、これは薬物代謝酵素に対する影響が大きいため、抗うつ薬などの医薬品と併用するのは避けたほうがよいでしょう。

Q 妊娠・出産を考えているのですが、抗うつ薬は飲み続けてもいいですか？

A 抗うつ薬の胎児に対する影響・安全性はまだ立証されていないので、妊娠中は飲まないほうがいいでしょう。ただし、抗うつ薬の中止によって症状の悪化が著しい場合など、服薬による利益が服薬による不利益（胎児に影響が出る可能性）を上まわると考えられるような状況では、服薬し続けることもやむを得ません。これは、抗不安薬や睡眠薬についても当てはまります。症状が長期にわたって安定し、服薬が不要になってから妊娠を計画することが望まれます。

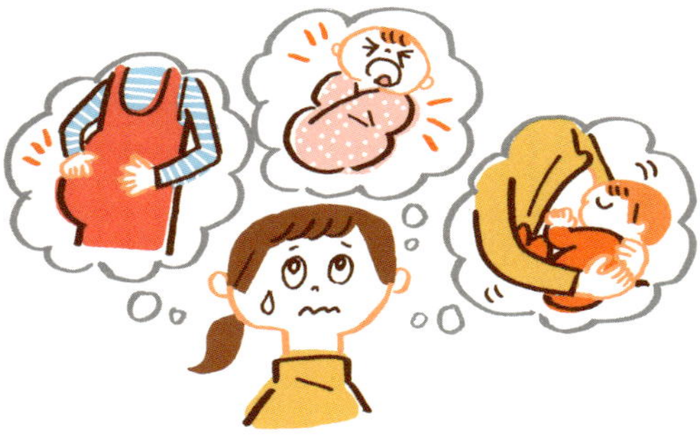

服薬中に妊娠が判明した場合には自己判断で薬をやめたりせず、すぐに主治医に相談しましょう。また、産後も授乳中は薬は飲まないほうがいいでしょう。抗うつ薬を服用して人工乳保育にするか、抗うつ薬をやめて母乳で育てるかについても、病状を考慮して主治医と相談しながら選択しましょう。

日常生活について

Q アルコールやたばこなど嗜好品の摂取に制限はありますか？

A 少量の飲酒は概して健康によいとされますが、うつ病を発症して治療中の方にはアルコールは悪影響を及ぼすことが多いため、飲酒はおすすめできません。治療薬（特に抗不安薬や睡眠薬）と相互作用し作用を強める、というのが第一の理由です。アルコールで嫌な気分をまぎらわしたり、睡眠薬がわりに飲んだりしているうちに徐々に飲酒量が増え、アルコール依存症に発展しやすいというのが第二の理由です。アルコールを飲んでも、気分に対する効果は一時的でしかなく、眠れないからといって飲酒すると、かえって睡眠の質も悪くなることが知られています。さらに、アルコールによって理性がきかなくなると自殺や事故の危険性を著しく高めるということが第三の理由です。「少しなら」「ビール1缶だけ」と思っていても、飲み出すと自制がきかなくなるのがアルコールの怖いところです。ですから、アルコールはまったく飲まないようにしましょう。

たばこは特に制限はありませんが、健康に悪いことはいうまでもありません。また、たばこのニコチンには、うつ病に対する「治療効果」はありません。うつ病の患者さんは、メタボリック症候群やその予備群が多く、それに喫煙が加わると、心筋梗塞など将来の循環器系疾患のリスクを大幅に高めます。たばこはできるだけやめたほうがいいでしょう。

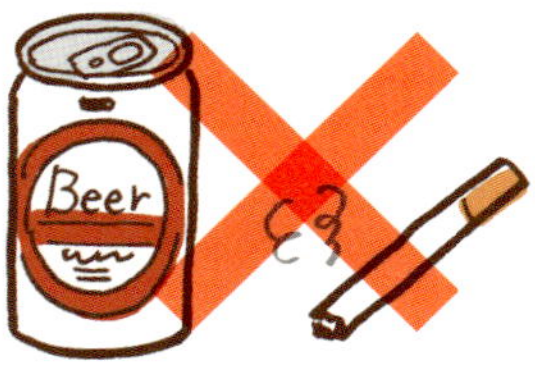

Q 家族がうつ病と診断されました。励ましの言葉をかけるのはよくないと聞きますが、どのように接したらいいのでしょうか？

A うつ病はストレスの多い状況で、がんばりすぎて発症すると考えられるため、さらに「がんばって」と周囲の人が励ますのはよくありません。ましてや、うつ病の人に対して「なまけ病だからもっと動きなさい」「やる気がないからそんな病気にかかるんだ」などとお説教することは、苦しんでいる患者さんにさらに鞭を振るうようなもので、やってはいけないことです。

また、うつ病の患者さんは、ものごとを楽しめない場合が多いので、症状が重い時期に「気晴らしに旅行にでも行ってきたら」などとすすめたりすることも、かえって患者さんを苦しめることになりかねません。ご家族や友人は、温かく見守るのがいいのです。あれこれ心配して声をかけるより、プレッシャーがかからない程度に見守り、本人がなにか言ってくれれば相談に乗る、くらいでちょうどよいと思います。

Q 家族がうつ病で「つらい、死にたい」と口にします。自殺防止にはどのようなことが必要でしょうか？

A うつ病は必ず治る病気であるということを知っていただき、希望を持ってもらうこと、「自殺するのは損である」というメッセージを伝えることが大切です。また、うつ病の患者さんに対して自殺願望について聞くことを恐れて、「そのような話題に触れない」のは逆効果です。死にたい気持ちがあることを周囲の人にわかってもらえることは、むしろ自殺予防につながるのです。強い自殺願望がある場合は、精神科病床において入院治療をするのが安全です。

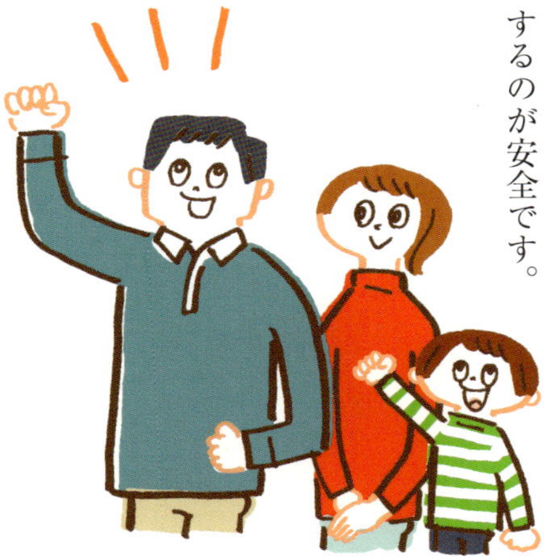

Q うつ病から回復して職場復帰するためのポイントについて教えてください。

A 自宅療法でうつ病の症状が軽減すると、職場復帰ということになります。すんなり復帰できる場合もありますが、なかなかうまくいかない場合も少なくありません。特に経過が長い人は慎重に行う必要があります。職場復帰前にしておかなければならないことは、復帰予定の職場に合った規則正しい生活リズムの確立です。

たとえば、会社に勤務していた人の場合、朝起きて、朝食をきちんととり、出勤の時刻に合わせてウォーキングをし、図書館などで一定の頭脳労働をして帰ってくる…といった練習をしておくと効果的です。なかなか自律的に行うことは難しいですが、最近は精神科クリニックのデイケアなどで「リワーク・プログラム」というものがありますので（→P20参照）、活用するといいでしょう。毎日通って軽作業、話し合い、スポーツなどを行い、心身両面においてリハビリするプログラムで、職場復帰の強い味方となります。

栄養成分値一覧

本書で紹介している料理の1人分（1回分）あたりの成分値です。『日本食品標準成分表2010』（文部科学省）に基づいて算出しています。
同書にない食品は、それに近い食品（代用品）の数値で算出しました。
煮ものなど、煮汁が残る食品については、可食部（食べる分）について計算しました。市販品はメーカーから公表された成分値のみ合計しています。

	掲載（ページ）	料理名	エネルギー (kcal)	たんぱく質 (g)	脂質 (g)	炭水化物 (g)	カルシウム (mg)	鉄 (mg)	亜鉛 (mg)	ビタミンD (μg)	ビタミンB_1 (mg)	ビタミンB_2 (mg)	ビタミンB_6 (mg)	ビタミンB_{12} (μg)	葉酸 (μg)	ビタミンC (mg)	n-3系多価不飽和脂肪酸 (g)	コレステロール (mg)	食物繊維総量 (g)	食塩相当量 (g)
朝ごはん	26	フルーツヨーグルト	63	1.7	1.0	13.7	53	0.2	0.2	0	0.02	0.06	0.06	0	40	38	0.02	4	1.1	0
	27	ハムエッグ 温野菜添え	156	10.8	10.0	5.6	52	1.4	1.1	1.1	0.17	0.30	0.17	0.6	82	32	0.25	238	2.2	0.6
	27	きのこと野菜の 具だくさんみそ汁	60	4.2	3.4	3.9	44	0.9	0.5	0.5	0.07	0.10	0.07	0.6	25	4	0.23	0	1.4	1.4
	28	巣ごもり卵	156	11.8	8.5	7.6	84	1.5	1.0	1.3	0.13	0.48	0.10	0.6	59	17	0.14	243	0.8	1.2
	29	ほうれん草の ベーコン炒め	123	4.1	11.0	2.2	29	1.3	0.8	0.1	0.16	0.14	0.12	0.2	115	26	0.33	10	1.5	1.1
	29	サケ缶のおろし煮	64	6.9	2.6	2.9	72	0.3	0.4	2.4	0.06	0.05	0.06	1.8	24	7	0.42	20	0.8	0.6
	30	ハム入りチーズ スクランブルエッグ	190	12.3	14.3	2.3	94	1.3	1.0	1.1	0.16	0.33	0.14	0.6	69	35	0.39	238	1.1	1.5
	30	アサリと野菜の トマトスープ	65	3.6	2.5	8.5	39	1.7	0.6	0.5	0.09	0.11	0.18	16.8	33	10	0.03	13	2.5	2.0
	31	ソーセージの コンソメ煮	254	17.8	10.9	21.7	173	1.7	0.7	1.4	0.32	0.92	0.09	0.5	38	9	0.16	45	0.9	3.5
	31	ツナと大根のサラダ	176	8.0	15.3	1.7	14	0.9	0.3	1.7	0.03	0.07	0.08	0.8	15	5	0.63	27	0.6	0.6
昼ごはん	32	ネバネバ丼	386	11.2	3.8	75.4	70	1.7	1.9	0	0.20	0.22	0.21	0	75	20	0.23	0	5.1	1.6
	32	サーモンとアボカド丼	599	20.0	29.5	60.8	24	1.0	1.7	7.1	0.25	0.21	0.53	6.3	58	11	2.94	68	3.1	1.4
	33	タラのクッパ	371	18.5	10.1	48.7	96	1.7	1.9	1.4	0.12	0.34	0.17	1.0	49	8	0.15	255	2.1	1.8
	33	焼き鳥丼	460	23.5	11.6	61.7	44	3.2	2.7	1.0	0.07	0.38	0.13	0.8	36	1	0.16	285	0.5	1.7
	34	とろろ昆布と 梅干うどん	284	7.6	1.1	60.2	62	0.9	0.4	0	0.08	0.06	0.04	0	11	2	0.03	0	3.9	3.4
	34	サバ缶の ぶっかけうどん	494	30.6	13.7	59.0	202	2.8	1.6	5.1	0.10	0.32	0.38	11.2	36	2	3.12	101	2.2	2.6
	35	ジャージャーうどん	565	23.9	22.4	62.6	42	1.9	2.5	0.4	0.60	0.23	0.50	0.3	37	12	0.18	61	3.7	2.2
	35	なめこおろし ぶっかけうどん	378	15.0	6.9	62.3	73	2.1	1.5	1.2	0.14	0.34	0.14	0.5	96	13	0.14	233	5.1	1.6
	36	ポテサラサンド	380	12.5	12.1	55.6	66	1.2	1.1	0.3	0.19	0.22	0.15	0.1	79	21	0.54	20	3.4	2.0
	37	キムチチャーハン	372	9.1	9.4	60.1	34	0.9	1.2	0.8	0.07	0.12	0.18	0.4	37	14	0.12	8	2.1	2.1
	38	えびマヨスパゲッティ	585	21.8	25.2	64.1	62	2.3	2.0	0.3	0.21	0.15	0.36	0.7	69	48	1.70	133	3.3	1.6
	39	ほたての 和風スパゲッティ	377	24.2	2.5	60.1	52	1.7	3.1	0	0.16	0.09	0.15	1.9	17	0	0.11	43	2.2	1.7
晩ごはん	【1日目：ひじきハンバーグの献立】																			
	40	ひじきハンバーグ	220	18.4	11.9	9.1	86	3.1	0.9	0.2	0.13	0.25	0.54	0.3	33	7	0.42	99	2.2	1.3
	40	ツナと白菜のさっと煮	191	12.3	14.3	3.5	43	1.4	0.5	2.4	0.06	0.11	0.18	1.2	60	18	0.35	23	1.2	1.0

晩ごはん

掲載（ページ）	料理名	エネルギー (kcal)	たんぱく質 (g)	脂質 (g)	炭水化物 (g)	カルシウム (mg)	鉄 (mg)	亜鉛 (mg)	ビタミンD (μg)	ビタミンB_1 (mg)	ビタミンB_2 (mg)	ビタミンB_6 (mg)	ビタミンB_{12} (μg)	葉酸 (μg)	ビタミンC (mg)	n-3系多価不飽和脂肪酸 (g)	コレステロール (mg)	食物繊維：総量 (g)	食塩相当量 (g)
40	きゅうりとほたての酢のもの	32	5.4	0.3	1.8	81	0.3	0.7	0	0.02	0.03	0.04	0.7	20	7	0.04	30	0.5	1.0
40	雑穀ごはん	243	4.4	0.9	52.1	7	0.6	0.9	0	0.06	0.02	0.08	0	8	0	0.01	0	0.4	0
	献立合計	686	40.5	27.4	66.5	217	5.4	3.0	2.6	0.27	0.41	0.84	2.2	121	32	0.82	152	4.3	3.3
【2日目：サバ缶とピーマンの炒めものの献立】																			
42	サバ缶とピーマンの炒めもの	248	18.3	14.8	8.1	218	1.7	1.7	8.8	0.16	0.39	0.55	9.8	58	127	2.21	67	1.6	1.8
42	エッグポテトサラダ	237	7.9	18.1	9.4	35	1.3	0.9	1.1	0.08	0.27	0.14	0.5	37	18	0.95	245	0.8	0.6
42	わかめと長ねぎの酢のもの	29	2.6	0.3	4.9	48	0.3	0.3	3.5	0.03	0.03	0.07	0.3	29	5	0.05	19	1.8	1.2
42	雑穀ごはん	243	4.4	0.9	52.1	7	0.6	0.9	0	0.06	0.02	0.08	0	8	0	0.01	0	0.4	0
	献立合計	757	33.2	34.1	74.5	308	3.9	3.8	13.4	0.33	0.71	0.84	10.6	132	150	3.22	331	4.6	3.6
【3日目：ハンバーグのロールキャベツ風の献立】																			
44	ハンバーグのロールキャベツ風	271	15.9	14.2	21.6	191	2.0	1.0	0	0.22	0.31	0.24	0.5	130	68	0.04	13	3.7	2.1
44	厚揚げのピカタ	244	10.7	20.2	4.1	189	2.4	1.2	0.4	0.08	0.12	0.14	0.2	34	4	1.27	87	1.1	0.9
44	カニ缶とにらのナムル	67	5.4	4.2	1.7	36	0.4	1.5	0	0.02	0.05	0.05	0.1	33	8	0.04	21	0.8	0.5
44	雑穀ごはん	243	4.4	0.9	52.1	7	0.6	0.9	0	0.06	0.02	0.08	0	8	0	0.01	0	0.4	0
	献立合計	825	36.4	39.5	79.5	423	5.4	4.6	0.4	0.38	0.50	0.51	0.8	205	80	1.36	121	6.0	3.5
【4日目：ブリの照り焼きの献立】																			
46	ブリの照り焼き	337	18.8	20.2	12.9	13	1.3	0.7	6.4	0.20	0.32	0.39	3.1	13	5	3.09	58	0.5	1.8
46	里いものそぼろ煮	93	6.1	1.7	13.1	19	0.7	0.5	0	0.07	0.06	0.24	0.1	18	3	0.02	15	1.5	1.3
46	大根と水菜のサラダ	44	3.2	0.2	9.3	278	2.8	0.7	0	0.11	0.20	0.25	0	191	74	0.01	0	4.5	0.7
46	雑穀ごはん	243	4.4	0.9	52.1	7	0.6	0.9	0	0.06	0.02	0.08	0	8	0	0.01	0	0.4	0
	献立合計	717	32.5	23.0	87.4	317	5.4	2.8	6.4	0.44	0.60	0.96	3.2	230	82	3.13	73	6.9	3.8
【5日目：えびとチンゲン菜のオイスター炒めの献立】																			
48	えびとチンゲン菜のオイスター炒め	124	12.0	6.3	2.8	79	1.2	0.8	0	0.03	0.07	0.10	0.8	63	12	0.45	102	0.6	1.6
48	ソーセージとピーマンの卵とじ	147	9.4	10.1	3.3	50	1.3	0.8	1.2	0.08	0.36	0.07	0.6	27	5	0.32	238	0.1	1.0
48	もやしとハムの中華あえ	104	4.8	8.2	3.9	27	0.8	0.6	0.1	0.14	0.09	0.10	0.1	51	17	0.04	6	2.0	2.3
48	雑穀ごはん	243	4.4	0.9	52.1	7	0.6	0.9	0	0.06	0.02	0.08	0	8	0	0.01	0	0.4	0
	献立合計	618	30.6	25.5	62.1	163	3.9	3.1	1.3	0.31	0.54	0.35	1.5	149	34	0.82	346	3.1	4.9
【6日目：豚肉と高菜の炒めものの献立】																			
50	豚肉と高菜の炒めもの	209	15.5	14.7	1.9	41	0.9	2.3	0.2	0.55	0.22	0.28	0.3	22	9	0.28	52	1.3	1.6
50	油揚げのピザ風	213	12.0	17.6	1.3	174	1.7	0.8	0.7	0.03	0.08	0.05	0.3	7	0	0.75	6	0.4	0.8
50	チンゲン菜のおひたし	17	2.5	0.1	1.7	70	1	0.3	0.1	0.03	0.07	0.07	0.6	46	16	0.02	5	0.8	0.5
50	雑穀ごはん	243	4.4	0.9	52.1	7	0.6	0.9	0	0.06	0.02	0.08	0	8	0	0.01	0	0.4	0
	献立合計	682	34.4	33.3	57.0	292	4.2	4.3	1.0	0.67	0.39	0.48	1.2	83	25	1.06	63	2.9	2.9

	掲載（ページ）	料理名	エネルギー（kcal）	たんぱく質（g）	脂質（g）	炭水化物（g）	カルシウム（mg）	鉄（mg）	亜鉛（mg）	ビタミンD（μg）	ビタミンB_1（mg）	ビタミンB_2（mg）	ビタミンB_6（mg）	ビタミンB_{12}（μg）	葉酸（μg）	ビタミンC（mg）	n-3系多価不飽和脂肪酸（g）	コレステロール（mg）	食物繊維総量（g）	食塩相当量（g）
晩ごはん	【７日目：豆腐ステーキの献立】																			
晩ごはん	52	豆腐ステーキ	273	12.8	17.0	16.3	206	2.0	1.2	0	0.15	0.10	0.16	0	59	21	1.01	0	2.4	2.2
晩ごはん	52	大根とにんじんのきんぴら	97	1.2	6.9	7.8	38	0.4	0.3	0	0.03	0.03	0.06	0	28	7	0.42	0	1.5	0.9
晩ごはん	52	ほうれん草と桜えびの煮びたし	28	3.7	0.4	3.1	94	1.5	0.6	0	0.08	0.14	0.10	0.3	149	24	0.10	21	1.9	0.6
晩ごはん	52	雑穀ごはん	243	4.4	0.9	52.1	7	0.6	0.9	0	0.06	0.02	0.08	0	8	0	0.01	0	0.4	0
晩ごはん		献立合計	641	22.1	25.2	79.3	345	4.5	3.0	0	0.32	0.29	0.40	0.3	244	52	1.54	21	6.2	3.7
ドリンク	58	かぼちゃシナモン	152	5.6	4.2	23.5	140	0.5	1.0	0.3	0.10	0.24	0.22	0.3	53	35	0.02	12	4.2	0.1
ドリンク	58	にんじんりんご	43	0.3	0.1	11.3	11	0.1	0.1	0	0.03	0.02	0.06	0	13	7	0	0	1.7	0
ドリンク	59	バナナ豆乳	112	6.4	3.5	15.1	29	1.7	0.6	0	0.06	0.05	0.25	0	57	7	0.24	0	1.5	0
ドリンク	59	小松菜パイン	88	0.8	0.1	21.1	41	0.8	0.2	0	0.09	0.04	0.09	0	29	15	0.01	0	1.0	0
缶詰で	60	サバ缶のトマトグラタン	234	12.3	16.6	11.1	202	1.4	0.8	2.8	0.14	0.29	0.28	3.8	40	13	1.75	28	3.0	1.8
缶詰で	61	サンマ缶とエリンギの炒めもの	309	21.5	19.6	18.3	254	3.3	0.9	14.0	0.16	0.58	0.49	11.8	104	1	3.08	80	4.9	1.5
缶詰で	61	サバ缶とじゃがいもの春巻き	397	13.9	23.1	32.1	156	2.0	1.1	3.0	0.1	0.27	0.34	5.8	42	24	2.84	49	2.1	0.7
缶詰で	62	牛肉大和煮缶となす、ピーマンの炒めもの	204	13.7	11.6	15.7	53	0.6	0.4	0	0.06	0.06	0.11	0	37	23	0.42	1	2.7	1.8
缶詰で	63	焼き鳥缶のチーズオムレツ	205	15.3	13.9	3.5	93	2.1	1.3	1.0	0.04	0.34	0.08	0.6	33	2	0.33	258	0.2	1.1
缶詰で	63	焼き鳥缶とトマト炒め	145	13.5	5.5	10.7	18	2.2	1.2	0	0.04	0.14	0.14	0.3	21	10	0.07	54	1.0	1.5
冷凍食品で	64	肉だんごの酢豚風	294	15.5	19.5	13.2	34	1.4	2.2	0.8	0.45	0.27	0.36	0.4	46	18	0.68	101	2.8	1.7
冷凍食品で	65	肉だんごのピリ辛炒め	247	15.3	15.6	10.5	85	1.7	2.1	0.5	0.45	0.26	0.38	0.4	87	33	0.41	101	2.4	1.2
冷凍食品で	65	親子煮	298	22.3	16.7	13.7	37	1.1	0.8	1.0	0.05	0.25	0.10	0.5	32	3	0.09	232	0.6	1.8
冷凍食品で	66	鶏から揚げのきのこあんかけ	227	16.8	11.3	16.3	8	0.3	0.3	1.1	0.08	0.13	0.05	0	27	3	0	0	1.7	1.9
冷凍食品で	67	かぼちゃサラダ	186	3.9	6.6	29.0	46	1.0	1.0	0.1	0.10	0.16	0.30	0	80	55	0.41	12	6.6	0.6
冷凍食品で	67	ブロッコリーの温玉のせ	151	11.4	9.0	6.0	69	1.4	0.9	1.2	0.07	0.29	0.11	0.6	84	27	0.12	235	1.9	1.5
魚のおかず	70	タラのトマト煮	188	16.7	6.5	15.3	49	0.7	0.7	0.8	0.17	0.16	0.22	1.0	80	45	0.47	47	2.5	1.2
魚のおかず	71	サケときのこのワイン蒸し	187	19.3	9.5	3.0	18	0.7	0.7	26.3	0.19	0.25	0.57	4.7	65	6	1.06	47	1.6	0.9
魚のおかず	72	カジキとなすのしょうゆ炒め	194	15.5	11.4	5.1	18	0.6	0.7	8.8	0.07	0.10	0.30	1.5	30	5	1.05	58	1.3	1.1
魚のおかず	73	サバの塩焼き	158	10.1	11.8	1.7	14	0.6	0.5	5.3	0.08	0.14	0.26	5.1	14	6	1.14	31	0.7	0.7

	掲載（ページ）	料理名	エネルギー (kcal)	たんぱく質 (g)	脂質 (g)	炭水化物 (g)	カルシウム (mg)	鉄 (mg)	亜鉛 (mg)	ビタミンD (μg)	ビタミンB_1 (mg)	ビタミンB_2 (mg)	ビタミンB_6 (mg)	ビタミンB_{12} (μg)	葉酸 (μg)	ビタミンC (mg)	n-3系多価不飽和脂肪酸 (g)	コレステロール (mg)	食物繊維総量 (g)	食塩相当量 (g)
魚のおかず	74	ブリ大根	242	18.3	14.2	6.8	17	1.3	0.7	6.4	0.21	0.31	0.39	3.4	22	6	2.69	58	0.6	1.2
	75	ほたてときのこのホイル焼き	123	18.0	1.8	10.1	21	0.4	1.9	0.9	0.08	0.19	0.20	1.8	107	22	0.02	33	2.8	0.7
	76	ウナギのサラダ仕立て	185	12.8	12.6	5.6	146	1.1	1.6	9.5	0.41	0.43	0.12	1.1	57	19	1.44	115	1.5	1.2
	77	カキとアサリのにんにく風味	182	8.2	12.5	6.7	97	3.1	8.5	0	0.07	0.20	0.20	37.8	81	24	0.25	55	2.0	2.3
肉のおかず	78	豚肉のしょうが焼き	295	22.4	16.6	12.4	28	1.0	2.1	0.1	0.94	0.24	0.40	0.3	45	24	0.47	67	1.4	1.8
	79	豚肉とブロッコリー炒め	227	16.8	13.9	8.3	29	1.5	2.4	8.9	0.57	0.25	0.35	0.3	48	20	0.22	52	2.9	1.0
	80	そぼろともやし、エリンギの韓国風	430	29.3	28.1	13.3	68	2.7	3.7	2.0	0.73	0.60	0.51	0.9	84	12	0.23	308	2.7	3.0
	81	すき煮	311	18.0	18.0	13.4	57	1.7	3.9	0	0.17	0.22	0.37	1.8	47	8	0.17	52	1.4	1.2
	82	豚レバーのクリーム煮	393	19.0	27.5	13.5	52	10.8	5.8	1.4	0.32	2.99	0.63	20.3	666	22	0.24	260	1.5	1.1
	83	鶏肉と野菜の中華炒め	265	15.0	16.3	10.4	66	1.0	0.7	0.1	0.08	0.11	0.41	0.1	57	23	0.60	56	1.8	2.9
野菜のおかず	84	カラフル野菜のポトフ	83	3.2	0.4	18.4	32	0.7	0.5	0	0.12	0.10	0.30	0	91	67	0	0	3.5	1.8
	85	野菜の焼きびたし	196	2.5	12.3	19.2	21	0.7	0.4	0	0.09	0.13	0.30	0	62	86	0.83	1	3.7	1.3
	86	きのこのレンジマリネ	34	3.6	0.5	8.3	1	0.3	0.5	1.7	0.12	0.19	0.11	0	46	4	0	0	3.4	1.5
	86	キャベツとサケ缶の炒めもの	105	8.5	6.3	3.2	89	0.3	0.4	2.9	0.07	0.06	0.09	2.2	37	17	0.71	24	0.8	1.6
	87	水菜のじゃこポン酢	28	3.8	0.3	3.1	138	1.1	0.4	3.7	0.05	0.08	0.09	0.4	75	28	0.05	23	1.5	0.8
	87	アスパラとカニ缶の中華風	66	5.2	4.2	2.0	26	0.4	1.4	0	0.06	0.07	0.05	0.1	77	6	0.03	18	0.8	1.2
	88	トマトサラダ	98	8.7	4.1	7.1	65	0.8	1.3	0	0.07	0.07	0.14	1.0	39	24	0.26	24	1.5	0.7
	89	キャベツのなめたけあえ	15	1.0	0.1	4.2	19	0.2	0.2	0.2	0.05	0.03	0.06	0	38	17	0.01	0	1.3	0.5
	89	小松菜の白あえ	317	18.4	21.1	15.4	387	4.8	1.8	1.6	0.21	0.21	0.28	0.8	101	23	0.55	15	3.2	1.7
豆腐・大豆製品のおかず	90	豆腐とツナの和風グラタン	430	29.8	31.5	6.1	299	3.1	1.3	3.2	0.16	0.22	0.21	1.6	24	0	0.88	30	1.1	1.9
	91	豆腐のうま煮	145	15.6	7.0	3.6	150	0.9	0.9	4.4	0.17	0.11	0.14	3.3	31	5	0.90	36	0.8	1.3
	91	豆腐の明太子あえ	82	9.2	3.7	2.7	50	1.0	1.0	0.2	0.17	0.11	0.10	2.3	23	16	0.39	56	0.4	1.1
	92	油揚げと小松菜の煮びたし	129	6.7	10.1	3.0	192	3.0	0.9	0	0.07	0.09	0.10	0	72	23	0.70	0	1.6	0.2
	93	厚揚げの梅あえ	179	11.3	11.4	7.4	248	3.6	1.2	0	0.08	0.05	0.10	0	28	1	0.75	0	0.9	1.8
	93	厚揚げのしょうが焼き	238	11.6	17.3	6.8	250	2.8	1.2	0	0.08	0.05	0.11	0	35	3	1.16	0	1.1	1.3

著者プロフィール

■病態・栄養療法解説

功刀 浩（くぬぎ・ひろし）

精神科学者、医学博士。
国立精神・神経医療研究センター神経研究所 疾病研究第三部部長。1986 年東京大学医学部卒業。ロンドン大学精神医学研究所留学、帝京大学医学部精神神経科学教室講師を経て、2002 年より現職。早稲田大学、山梨大学客員教授。東京医科歯科大学連携教授。これまで日本ではあまり注目されてこなかった精神疾患の栄養学的側面・食事療法に注目し、臨床研究に取り組んでいる。『今ある「うつ」が消えていく食事』（監修／マキノ出版）『精神疾患の脳科学講義』（金剛出版）『図解 やさしくわかる統合失調症』（ナツメ社）ほか著書多数。

＊功刀浩先生の研究室では栄養状態の調査（血液検査と質問紙）を実施しています（うつ病など気分障害の方、健康な方）。参加希望の方はメールでお問い合わせください。
Eメール：nkoga@ncnp.go.jp

■栄養指導・献立

今泉博文（いまいずみ・ひろふみ）

北海道文教大学人間科学部健康栄養学科教授・管理栄養士。元国立精神・神経医療研究センター病院 総合内科部栄養管理室室長。うつ病や統合失調症など精神疾患をはじめとする、種々の疾病の栄養相談・栄養指導を行ってきた。2017 年より現職。

STAFF

料理製作・スタイリング ■ 結城寿美江
撮影 ■ 安部まゆみ
料理取材 ■ 久保木 薫
本文デザイン・DTP ■ 鈴木未奈
カバー・表紙・大扉デザイン ■ 鈴木住枝（Concent,Inc）
イラスト ■ 伊藤和人
校正 ■ 滄流社
栄養価計算 ■ 戸次絵美

食事療法はじめの一歩シリーズ

国立精神・神経医療研究センターの
医師と管理栄養士が教える
うつ病の毎日ごはん

2015 年 4 月 21 日　初版第 1 刷発行
2019 年 4 月 25 日　初版第 2 刷発行

著者 ■ 功刀 浩、今泉博文
発行者 ■ 香川明夫
発行所 ■ 女子栄養大学出版部

〒170-8481　東京都豊島区駒込 3-24-3
電話 ■ 03-3918-5411（営業）
　　　03-3918-5301（編集）
ホームページ ■ http://www.eiyo21.com
振替 ■ 00160-3-84647
印刷所 ■ 凸版印刷株式会社

ISBN978-4-7895-1876-5

Printed in Japan